AF151451

Barbara Höhle

Aphasie und Sprachproduktion

Sprachstörungen bei Broca- und Wernicke-Aphasikern

Springer Fachmedien Wiesbaden GmbH

Die Deutsche Bibliothek – CIP-Einheitsaufnahme

Höhle, Barbara:
Aphasie und Sprachproduktion: Sprachstörungen bei
Broca- und Wernicke-Aphasikern / Barbara Höhle. –
Opladen: Westdt. Verl., 1995
  (Psycholinguistische Studien)
  ISBN 978-3-531-12617-3

D 188

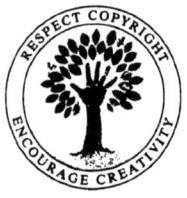
Umschlaggestaltung: Christine Huth, Wiesbaden

Gedruckt auf säurefreiem Papier

ISBN 978-3-531-12617-3   ISBN 978-3-322-92502-2 (eBook)
DOI 10.1007/978-3-322-92502-2

Vorwort

Das vorliegende Buch ist eine leicht überarbeitete Fassung meiner Dissertation, die ich im Juni 1992 am Fachbereich Germanistik der Freien Universität Berlin eingereicht habe.

Die umfangreiche Datenerhebung, die das Kernstück der Arbeit darstellt, wäre ohne die tatkräftige Mithilfe zahlreicher klinisch tätiger Kolleginnen und Kollegen nicht möglich gewesen. Für ihre Kooperation möchte ich insbesondere den Mitarbeitern der Klinik Bavaria in Schaufling, der Klinik Berlin, der Diana Klinik in Bad Bevensen und des Reha-Zentrums Soltau danken. Mein ganz besonderer Dank gilt den Patienten, die trotz ihrer schwierigen Situation bereitwillig und mit viel Einsatz an meinen Untersuchungen teilgenommen haben.

Betreut wurde die Arbeit von Peter Eisenberg und Angela Friederici, deren Anregungen in viele Teile der Arbeit eingeflossen sind. Bei der Planung der Untersuchungen und der Datenauswertung haben mich zudem Etta Drews und Stephanie Kelter mit vielen Ratschlägen und Hinweisen unterstützt. Beide haben auch das Manuskript der Arbeit gelesen und mit zahlreichen hilfreichen Kommentaren versehen. Allen sei an dieser Stelle noch einmal herzlich gedankt.

Barbara Höhle

Berlin, im August 1994

Inhalt

Einleitung

Die Untersuchung aphasischer Sprachstörungen hat sich in den letzten Jahr-
zehnten als interdisziplinäres Forschungsgebiet zwischen Linguistik, Psycho-
logie und Neurologie stürmisch entwickelt und als anerkannter Bestandteil der
Psycholinguistik etabliert. Ziel der psycholinguistisch orientierten Aphasieforschung ist es, die den aphasischen Sprachstörungen zugrundeliegenden funktionalen Defizite näher zu bestimmen, d.h., die Frage zu klären, welche
Störung welcher psychischen Fähigkeiten zu den aphasischen Beeinträchtigungen führt. In ihrer Theoriebildung lehnt sich die Aphasieforschung eng an
Modellvorstellungen zur menschlichen Sprachverarbeitung aus der allgemeinen Psycholinguistik an, in denen die Annahme vorherrscht, daß die menschli-
che Fähigkeit, Sprache zu produzieren und zu verstehen, aus dem Zusammenwirken einer ganzen Reihe verschiedener funktionaler Komponenten oder
Module resultiert. Das Interesse der allgemeinen Psycholinguistik besteht in
erster Linie darin festzustellen, welche Module auf welche Weise in die
Sprachverarbeitung involviert sind. In diesem Zusammenhang kann die Aphasieforschung selbst einen wesentlichen Beitrag zur Modellbildung über
Sprachverarbeitung unter nicht-pathologischen Bedingungen leisten. Unter der
Annahme, daß Hirnschädigungen das kognitive System entlang theoretisch
relevanter Grenzen stören können, sollten bei Hirngeschädigten unter idealen
Bedingungen nur ein einziges oder einige wenige Module in ihrer Funktions-
weise beeinträchtigt werden. Unter der Voraussetzung, daß sich das kognitive
System nach Hirnschädigungen nicht umorganisiert, müßte eine genauere
Untersuchung der funktionalen Defizite hirngeschädigter Probanden also Aus-
kunft über die Architektur der menschlichen Kognition geben können.

Eine wesentliche Rolle spielt in diesem Zusammenhang die Untersuchung sogenannter Dissoziationen. Findet sich ein Patient oder eine Gruppe

von Patienten mit gestörter Fähigkeit A bei erhaltener Fähigkeit B und umgekehrt ein Patient bzw. eine Gruppe von Patienten mit erhaltener Fähigkeit B bei gestörter Fähigkeit A, so erlaubt diese Beobachtung den Schluß, daß an jeder der beiden untersuchten Fähigkeiten mindestens eine Verarbeitungskomponente beteiligt ist, die für die jeweils andere keine Rolle spielt. Eine gezielte Untersuchung hirngeschädigter Patienten sollte langfristig durch das Auffinden von möglichen Dissoziationen eine Identifikation der verschiedenen Verarbeitungskomponenten und ihres Zusammenwirkens bei verschiedenen psychischen Leistungen ermöglichen.

Innerhalb der gerade skizzierten Forschungsrichtung haben in jüngerer Zeit vor allen Dingen die sogenannten syntaktischen Beeinträchtigungen bei Aphasikern im Vordergrund gestanden, insbesondere der Agrammatismus der Broca-Aphasiker. Traditionell wird der Agrammatismus charakterisiert durch häufige Auslassungen von Funktionswörtern und Flexionsendungen sowie durch eine insgesamt geringe syntaktische Komplexität der Äußerungen der Patienten. Zudem zeigen agrammatische Patienten häufig Störungen in bestimmten Satzverständnisaufgaben sowie bei Grammatikalitätsbeurteilungen. Vergleichsweise gut sind demgegenüber die Leistungen beim Verständnis und der Produktion von Inhaltswörtern. Komplementär zur Broca-Aphasie erscheint dagegen das typische Erscheinungsbild der Wernicke-Aphasie. Trotz vereinzelter syntaktischer Abweichungen enthalten die Äußerungen dieser Patienten lange, komplexe Sätze. Auffälligkeiten lassen sich eher in der Verwendung von Inhaltswörtern feststellen, die häufig durch Floskeln, Füllwörter und Pronomina ersetzt werden. Aufgrund dieser auf den ersten Blick sehr unterschiedlichen Erscheinungsformen aphasischer Sprachstörungen liegt die Vermutung nahe, daß diese beiden Störungsbilder eine Dissoziation von syntaktischen und lexikalischen Fähigkeiten zeigen: die Broca-Aphasie ist geprägt durch die Störung der syntaktischen Verarbeitung bei erhaltenem Lexikon, die Wernicke-Aphasie durch erhaltene Syntax bei gestörtem Lexikon.

Die vorliegende Arbeit will diese Annahme für einen Teilbereich der traditionell zu den syntaktischen Schwierigkeiten gerechneten Symptome, nämlich der Produktion flektierter Wortformen, überprüfen. Besonderheiten in

der Produktion flektierter Wortformen sind in unterschiedlichen Erscheinungsformen sowohl bei Broca- als auch bei Wernicke-Aphasikern zu beobachten.
Auslassungen von Flexionsendungen gelten als typisches Kennzeichen des
Agrammatismus der Broca-Aphasiker, Ersetzungen von Flexionsendungen als
typisches Kennzeichen des Paragrammatismus der Wernicke-Aphasiker. Ziel
der Arbeit ist es zu klären, welche Ursachen die Probleme in der Produktion
flektierter Wortformen bei diesen beiden Patientengruppen haben und ob diese
Ursachen bei Broca- und Wernicke-Aphasie identisch oder verschieden sind.

Anhand eines Literaturüberblicks wird zunächst gezeigt, daß eine grundsätzliche Zuordnung von Auslassungen und falschen Verwendungen zu
verschiedenen Aphasieformen nicht gerechtfertigt ist, denn beide Auffälligkeiten kommen nebeneinander bei denselben Patienten vor. Daraus wird
geschlossen, daß Auslassungen und falsche Verwendungen auf den gleichen
Mechanismus zurückzuführen sind. Gezielt untersucht wird in der Arbeit der
Effekt funktionaler Unterschiede zwischen verschiedenen Flexionsendungen
auf die produktiven Leistungen von Broca- und Wernicke-Aphasikern. Untersuchungsergebnisse vornehmlich aus dem englischen Sprachraum deuten an,
daß Broca-Aphasikern die Produktion einer Flexionsendung umso leichter
fällt, je stärker der eigenständige semantische Gehalt der jeweiligen Endung
ist. Dies deutet darauf hin, daß die Ursache für die Schwierigkeiten im
Umgang mit Flexionsformen für die Broca-Aphasiker tatsächlich in Beeinträchtigungen bei der syntaktischen Verarbeitung liegt. Aufgrund fehlender
Vergleichsdaten für die Wernicke-Aphasiker kann die Gültigkeit dieser Erklärung für die Probleme der Wernicke-Aphasiker bei der Produktion flektierter
Wortformen jedoch nicht eingeschätzt werden.

Um diese Lücke zu schließen, wurden zwei empirische Untersuchungen
an größeren Gruppen von Broca- und Wernicke-Aphasikern durchgeführt, in
denen gezielt die Produktion flektierter Nominalphrasen und flektierter
Verbformen von den Patienten gefordert wurde. Dabei wurde die Realisation
von Flexionsendungen mit stärker semantischem Gehalt (substantivischer
Numerus, verbales Tempus) der Realisation von rein syntaktisch determinierten Flexionsendungen (substantivischer Kasus, verbaler Numerus) gegenübergestellt. Die Ergebnisse dieser Studien zeigen nur geringe Leistungsunter-

schiede zwischen Broca- und Wernicke-Aphasikern. Das überraschendste Ergebnis ergab sich für die Broca-Aphasiker. Diese Probanden demonstrierten insgesamt sehr gute morphosyntaktische Fähigkeiten. Die Leistungen der Broca-Aphasiker variierten zwar erheblich zwischen den untersuchten flexionsmorphologischen Kategorien, diese Variation reflektiert jedoch nicht durchgängig funktionale Unterschiede. Vielmehr scheinen die sprachproduktiven Leistungen stark von der Gebrauchshäufigkeit einer Konstruktion bzw. einer Wortform abhängig zu sein. Die Wernicke-Aphasikern zeigten in den verschiedenen Kategorien ausgeglichenere Leistungen. Für diese Patientengruppe spielt der Faktor Gebrauchshäufigkeit offenbar nicht so eine starke Rolle wie für die Broca-Aphasiker.

Die Arbeit gliedert sich in insgesamt 8 Kapitel. Kapitel 1 führt in Symptome aphasischer Sprachstörungen und deren Zusammenfassung zu verschiedenen Syndromen ein. Kapitel 2 gibt einen Überblick über Befunde zu rezeptiven und produktiven Leistungen im Agrammatismus und Paragrammatismus sowie gängige Erklärungsansätze zu den diesen Störungsbildern zugrundeliegenden Beeinträchtigungen. Kapitel 3 problematisiert die Schwierigkeiten bei der Untersuchung sprachproduktiver Fähigkeiten. In einem Literaturüberblick wird in Kapitel 4 speziell auf die Ergebnisse der vorhandenen Untersuchungen zur Produktion flektierter Wortformen bei Broca- und Wernicke-Aphasikern eingegangen. Kapitel 5 stellt die für die linguistische Begründung der Arbeitshypothesen relevanten Aspekte des Flexionssystems im Deutschen dar und enthält die Arbeitshypothesen für die in Kapitel 6 und 7 beschriebenen empirischen Untersuchungen. In Kapitel 8 werden die zunächst divergierend erscheinenden Ergebnisse der beiden Untersuchungen zusammenfassend diskutiert und in Relation zu bestehenden Erklärungsansätzen zum Agrammatismus und Paragrammatismus gestellt.

14

1. Aphasische Symptome und Syndrome

1.1. Aphasische Symptome

Symptome einer Aphasie sind sprachliche Beeinträchtigungen, die sich im spontanen sprachlichen Verhalten der Patienten, zum Teil aber auch erst in der Testsituation zeigen, was insbesondere für Beeinträchtigungen im Sprachverständnis gilt. Als von der Störung betroffen erweisen sich meist alle sprachlichen Modalitäten, d.h., Produktion und Verständnis sowohl der Laut- als auch der Schriftsprache. Die linguistische Analyse der Äußerungen von Aphasikern offenbart phonetische, phonologische, morphologische, syntaktische und semantische Abweichungen von der Standardsprache. Nicht bei allen Patienten lassen sich Auffälligkeiten auf jeder dieser Beschreibungsebenen feststellen. Vielmehr treten bei den meisten Patienten bestimmte charakteristische Bündel von sprachlichen Besonderheiten auf. Diese Bündelung sprachlicher Symptome bildet die Grundlage für die Klassifikation verschiedener Aphasieformen In den folgenden Abschnitten werden kurz die wesentlichsten aphasischen Symptome in den verschiedenen Modalitäten vorgestellt.

1.1.1. Störungen der Sprachproduktion

1.1.1.1. Wortfindung

Wortfindungsstörungen sind in verschiedenen Ausprägungsstärken bei fast allen Aphasie-Patienten zu beobachten. Sie zeigen sich in erster Linie durch Verzögerungen und Stockungen in den Äußerungen der Patienten, teilweise

15

auch durch Abbrüche einer begonnenen Äußerung. Auf diese Störungen reagieren die Patienten auf die unterschiedlichsten Weisen: es kann zur Verwendung von Stellvertreter-Wörtern (z.B. "das Dingsda") oder -Floskeln (z.B. "Sie wissen schon was ich meine") kommen. Oftmals werden Funktion oder Eigenschaften des Referenten des Zielwortes genannt (z.B "zum Schreiben" für Bleistift), um dem Zuhörer das gesuchte Wort zu verdeutlichen. Gelingt es dem Patienten auf diese Art nicht, sich verständlich zu machen, wird häufig die begonnene Äußerung abgebrochen und der Versuch der Umformulierung der geplanten Äußerung unter Umgehung des problematischen Wortes unternommen. Gelegentlich kommt es auch zur Aufgabe des Versuchs, sich sprachlich mitzuteilen. Typisch für Wortfindungsstörungen ist darüber hinaus, daß der Patient das gesuchte Wort oft später spontan produzieren kann und daß der Patient durch verschiedene Techniken - wie beispielsweise der Vorgabe des Anlauts (als Überblick s. Williams, 1983) - bei der Wortsuche unterstützt werden kann. Von Wortfindungsstörungen sind alle Wortklassen - zumindest die lexikalischen Hauptkategorien Nomen, Verben und Adjektive - in annähernd gleichem Ausmaß betroffen (Howes, 1979; Rochford & Williams, 1965). In der Forschung wurden eine ganze Reihe von Faktoren festgestellt, die den Erfolg der Wortsuche mitbeeinflussen, wie beispielsweise die Gebrauchshäufigkeit des gesuchen Wortes, seine Länge, Eigenschaften des zu benennenden Objekts und in Benennaufgaben die Art des Reizmaterials (als Überblick, s. Williams, 1983).

1.1.1.2. Paraphasien

Unter "Paraphasie" wird die Produktion von Lautsequenzen oder Wörtern verstanden, die entweder semantisch oder phonologisch vom intendierten Wort abweichen (Goodglass & Geschwind, 1976). Dementsprechend werden zwei Formen - phonematische und semantische Paraphasien - unterschieden. Als phonematische Paraphasien werden Veränderungen in der lautlichen Form eines Wortes bezeichnet. Dabei kommt es zu Umstellungen (z.B. "Ersbe" statt "Erbse"), Hinzufügungen (z.B. "Lampel" statt "Lampe"), Substitutionen (z.B.

"Hade" statt "Hase") oder Auslassungen (z.B. "Fabik" statt "Fabrik") einzelner Laute oder ganzer Lautgruppen (Blumstein, 1973). Ist eine Wortform durch diese lautlichen Veränderungen so entstellt, daß das Zielwort nicht mehr erschließbar ist, wird diese Form als phonematischer Neologismus bezeichnet. Bestehen die Äußerungen eines Patienten fast nur noch aus phonematischen Neologismen, nennt man dies phonematischen Jargon.

Semantische Paraphasien sind Ersetzungen des Zielwortes durch ein anderes in der Standardsprache existierendes Wort. Häufig sind sich Zielwort und Paraphasie semantisch ähnlich (z.B. "Monat" für "Woche"). Es kommt aber auch zu Ersetzungen durch Wörter, die dem Zielwort semantisch nicht ähnlich sind. Durch semantische Paraphasien wird die Verständlichkeit der Äußerungen eines Patienten erheblich reduziert. Werden nur noch Wörter aneinandergereiht, ohne daß die Bedeutung der Äußerung auch nur erahnt werden kann, spricht man von semantischem Jargon.

Sowohl in Benennaufgaben als auch in spontanen Äußerungen kommen sogenannte "Perseverationen" vor. Als Perseveration wird die mehrfache Wiederholung einer Äußerung auch in nicht adäquaten Kontexten verstanden (Albert & Sandson, 1986; Sandson & Albert, 1984). Perseverationen betreffen einzelne Silben, Wörter aber auch ganze Phrasen. Dieses Phänomen tritt beispielsweise in Benennaufgaben auf, wenn ein Patient die Bezeichnung für einen Gegenstand auch bei darauffolgenden als Bezeichnung wiederholt. Perseverationen sind aber auch in der Spontansprache zu beobachten.

1.1.1.3. Störungen auf Satzebene

Bei Störungen auf Satzebene werden seit Kleist (1914, 1916) zwei Erscheinungsformen unterschieden. Der sogenannte Agrammatismus ist gekennzeichnet durch die ausschließliche Verwendung einfacher Satzkonstruktionen ohne hypotaktische Verknüpfungen. Funktionswörter und Flexionsendungen fehlen in agrammatischen Äußerungen nicht grundsätzlich aber sehr häufig wie die folgenden Äußerungen eines typischen Broca-Aphasikers zeigen:

"Sonnabend //* war ich // streichen das Haus / und dann war ich //
ich war am Malern // Sonnabend und Sonntag früh Schlaganfall
gekriegt".

Eine Sonderform des Agrammatismus stellt der sogenannte Telegrammstil
dar. Hierbei sind die Äußerungen auf sehr wenige Worte der lexikalischen
Hauptkategorien - Nomen, Verben und Adjektive - reduziert. Funktionswörter fehlen im allgemeinen völlig. Verben werden in infiniter Form in Endpo-
sition verwendet. Ein Beispiel für den Telegrammstil stellen die folgenden
Äußerungen dar:

"und lange her // Baby gekriegt / Geschäft gearbeitet / Flaschen //
eh eh eingeräumt und Preisschild ehm //"

Der Paragrammatismus läßt im Gegensatz zum Agrammatismus die Anlage
von sehr komplexen Satzkonstruktionen erkennen, die Sätze können jedoch
aus verschiedenen Gründen von der Standardsprache abweichen. Einerseits
werden Funktionswörter und Flexionsendungen häufig innerhalb der
Kategorie ersetzt, d.h., beispielsweise wird eine Präposition durch eine im
Kontext nicht adäquate ersetzt. Darüber hinaus fallen konstruktive Besonderheiten wie Satzverschränkungen, Verdoppelungen von Satzteilen, Wortstellungsfehler und Satzabbrüche auf. Als Satzverschränkungen werden Ver-
schmelzungen zweier Konstruktionen verstanden, wobei eine Phrase häufig
eine Art Gelenk bildet, indem sie beiden Konstruktionsteilen angehört. Die
folgenden Äußerungen eines Wernicke-Aphasikers demonstrieren einen Teil
dieser Auffälligkeiten:

"ja ich konnte den Arm nich hochgekriegt hier auf der rechten
Seite / det rechte Fuß / der rechte Bein iss auch immer noch ein
bißchen / es geht schon / aber ich kann ja schon laufen".

---

* Schrägstriche kennzeichnen Pausen, wobei ein Schrägstrich eine relativ kurze Pause
markiert, zwei Schrägstriche eine längere.

1.1.1.4. Übergreifende Störungen

Wesentliches Merkmal des sprachlichen Verhaltens vieler Aphasie-Patienten ist die Sprachanstrengung, worunter die allgemeinen Schwierigkeiten verstanden werden, sich sprachlich auszudrücken. Ursache dieser Sprachanstrengung können Wortfindungsschwierigkeiten oder auch Störungen in der Satzbildung sein. Eine starke Verlangsamung in der Sprachproduktion kann als Ausdruck dieser allgemeinen Sprachanstrengung angesehen werden.

Als Gegenstück zur Sprachanstrengung könnte die sogenannte Logorrhoe interpretiert werden. Als Logorrhoe wird eine ungehemmte, überschießende Sprachproduktion bezeichnet, die sich in unangemessen langen Gesprächsbeiträgen des Patienten äußert. So reagieren Patienten mit diesem Symptom häufig auf Fragen, die mit einer relativ kurzen Antwort adäquat zu beantworten wären, wie z.B. die Frage nach dem Geburtsdatum, mit einem kaum zu bremsenden Redeschwall.

Zusätzlich zu aphasischen Sprachstörungen treten nach Hirnschädigungen oft auch Sprechstörungen auf. Hierzu gehört die Dysarthrie, die durch mühevolle, verwaschene Artikulation mit Störungen der Phonation gekennzeichnet ist. In den Bereich der Sprechstörungen gehören teilweise auch Störungen des Sprechrhythmus und der Sprechmelodie.

1.1.2. *Störungen des Sprachverständnisses*

Die meisten Aphasiker leiden auch unter Beeinträchtigungen des Sprachverständnisses. Diese lassen sich jedoch im spontanen Verhalten des Patienten nicht immer erkennen. Gerade bei leichter gestörten Patienten fallen im Gespräch nur gelegentlich nicht adäquate Reaktionen auf Fragen oder Anmerkungen des Gesprächspartners auf, die auf Verständnisdefizite hindeuten. Eine genauere Einschätzung etwaiger Beeinträchtigungen des Sprachverständnisses wird erst durch eine gezielte Überprüfung möglich. Dafür werden den Patienten im allgemeinen entweder reale Gegenstände oder Auswahlmengen von Bildern, die Gegenstände oder Situationen darstellen, vorgelegt. Nach Vorgabe eines sprachlichen Stimulus soll der Patient das passende Objekt oder Bild aus der Auswahlmenge heraussuchen. Bei der klinischen Überprüfung des Sprachverständnisses wird gelegentlich auch die Ausführung bestimmter Anweisungen verlangt (z.B. "Gehen Sie zur Tür").

Je nach Zusammensetzung der Auswahlmenge von Gegenständen oder Bildern kommt es bei solchen Tests zu typischen Fehlreaktionen, die auf Beeinträchtigungen im Wort- und/oder Satzverständnis hindeuten. Auf Wortebene sind dann verstärkt Auswahlschwierigkeiten zu beobachten, wenn in der Auswahlmenge Gegenstände sind, deren Bezeichnung dem Testwort phonematisch (z.B. "Kasse" für "Tasse") oder semantisch (z.B. "Teller" für "Tasse") ähnlich ist. Je nach Störungsgrad kommt es in diesen Fällen zur Wahl solcher Ablenker (Baker, Blumstein & Goodglass, 1981; Butterworth, Howard & McLoughlin, 1984; Gainotti, Caltagirone & Ibba, 1975). Seltener kommt es zur Wahl von überhaupt nicht mit dem Stimuluswort in Verbindung stehenden Gegenständen oder Abbildungen (Butterworth et al., 1984; Duffy & Watkins, 1984). Auf Satzebene sind Störungen zu beobachten, die nicht allein auf mangelndes Wortverständnis zurückzuführen sind. So scheinen Patienten Schwierigkeiten bei der Zuordnung von thematischen Rollen zu den im Satz genannten Referenten zu haben, wenn dafür die Beachtung struktureller Merkmale notwendig ist (Schwartz, Saffran & Marin, 1980). Diese Probleme zeigen sich besonders deutlich bei semantisch reversiblen Sätzen (z.B. "Der Räuber erschießt den Polizisten"), in denen die semantischen Rollen der im Satz genannten Mitspieler nicht allein mit Hilfe von Wortverständnis und Plausibilitätserwägungen erschlossen werden können (Caramazza & Zurif, 1976; Heeschen, 1980; Kolk & Friederici, 1985).

1.1.3. Störungen der Schriftsprache

Die meisten der zuvor beschriebenen aphasischen Symptome sind supramodal, d.h., sie treten in der gleichen oder einer ähnlichen Form auch in der Schriftsprache auf (Leischner, 1987). Diese Supramodalität bietet eine Möglichkeit zur Abgrenzung zwischen Folgen einer Sprach- und einer Sprechstörung. Beim Schreiben lassen sich ähnliche Symptome wie in der lautlichen Sprachproduktion feststellen. Es treten semantische und phonematische Paraphasien sowie agrammatische und paragrammatische Besonderheiten auf. Diese Symptome fallen auch beim lauten Lesen auf. Das Lesesinnverständnis ist in ähnlicher Weise beeinträchtigt wie das auditive Sprachverständnis.

1.2. Aphasische Syndrome

Die beschriebenen Symptome kommen nicht alle gleichzeitig und in gleicher Stärke bei ein und demselben Patienten vor, vielmehr zeigt jeder Patient ein spezifisches Muster von Symptomen und von stärker und weniger stark beeinträchtigten Leistungen. Dabei treten bestimmte Bündel von Symptomen besonders häufig auf, die als Syndrome bezeichnet werden. Gerade diese Dissoziierbarkeit sprachlicher Leistungen unter Störungsbedingungen hat die Aphasieforschung zu einem interessanten Gebiet für die Psycholinguistik werden lassen. Die unterschiedlichen Erscheinungsformen aphasischer Sprachstörungen haben eine ganze Reihe von Klassifikationsversuchen hervorgebracht, auf die im nächsten Abschnitt näher eingegangen wird.

Seit Wernicke 1874 darauf hinwies, daß nicht nur nach Schädigungen im frontalen Broca-Gebiet Sprachstörungen zu beobachten sind, sondern auch nach Schädigungen im temporalen - heute als Wernicke-Gebiet bezeichneten - Bereich, und daß sich die sprachlichen Beeinträchtigungen nach Schädigungen im temporalen Bereich qualitativ von denen nach Schädigungen im frontalen Bereich unterscheiden, hat es eine Vielzahl von Vorschlägen gegeben, Aphasien zu klassifizieren. Als Grundlage für diese Klassifikationsversuche wurden im Laufe der Zeit unterschiedliche Kriterien herangezogen. In den ersten Klassifikationsvorschlägen nach Wernicke (1874) und Lichtheim (1885) wurde der Störungsgrad in verschiedenen sprachlichen Modalitäten (expressive Sprache, Nachsprechen, rezeptive Sprache) als Unterscheidungskriterium genutzt. Darauf beruht die teilweise noch heute gängige Unterscheidung zwischen motorischer und sensorischer Aphasie, wobei die motorische Aphasie durch vornehmlich produktive Beeinträchtigungen, die sensorische Aphasie durch vornehmlich rezeptive Beeinträchtigungen gekennzeichnet sein soll. Als bessere diagnostische Möglichkeiten die Lokalisation der Hirnschädigung beim lebenden Patienten ermöglichten, wurde die Lokalisation der die Aphasie auslösenden Hirnschädigung als Klassifikationskriterium herangezogen. Patienten mit Hirnschädigungen im frontalen Bereich werden auch als Patienten mit anterioren Schädigungen bezeichnet, Patienten mit Hirnschädigungen im temporalen Bereich auch als Patienten mit posterioren Schädigungen (Benson, 1967). In der heute in der psycholinguistischen Forschung am weitesten verbreiteten Klassifikation wird eine Mischung aus typischen Symptombündelungen und Störungsgrad in den verschiedenen Modalitäten als Klassifikationsgrundlage herangezogen (Goodglass & Geschwind, 1976; Huber, Poeck & Weniger, 1982; Leischner, 1987). In der neueren Literatur wird meist zwischen amnestischer, Broca-, Wernicke- und globaler Aphasie unterschieden. Diese Syndrome sollen im folgenden genauer dargestellt werden, da dieses Klassifikationsschema im deutschsprachigen Raum mittlerweile breite Anwendung findet, was vornehmlich darauf beruht, daß es im ersten umfassenden standardisierten deutschsprachigen Aphasietest, dem Aachener Aphasie Test (AAT; Huber, Poeck, Weniger & Willmes, 1983) Verwendung findet.

1.2.1. Die amnestische Aphasie

Als primäre Beeinträchtigung einer amnestischen Aphasie gelten Wortfindungsstörungen (Poeck, Kerschensteiner, Stachowiak & Huber, 1974). Die Kommunikationsfähigkeit der Patienten mit einer amnestischen Aphasie ist im allgemeinen recht gut erhalten. Die spontanen Äußerungen der Patienten sind normal artikuliert, die Patienten sprechen flüssig und in längeren Phrasen, deren Konstruktion nur selten von der Standardsprache abweicht. Gelegentlich treten phonematische und semantische Paraphasien auf, die jedoch in der Form oder in der Bedeutung nicht sehr stark vom Zielwort abweichen. Durch die Wortfindungsstörungen kommt es zu den in Abschnitt 1.1.1.1. beschriebenen Verzögerungen im Sprachfluß und den genannten Ersatzstrategien.

22

Nachsprechen, Sprachverständnis und Schriftsprache sind bei der amnestischen Aphasie meist nur geringfügig beeinträchtigt. Größere Schwierigkeiten zeigen sich bei Benennaufgaben, in denen der Patient bei Wortfindungsstörungen ebenfalls auf die für die Spontansprache beschriebenen Ersatzstrategien ausweicht.

1.2.2. Die Broca-Aphasie

Als Leitsymptome einer Broca-Aphasie gelten eine erhebliche Verlangsamung der Sprachproduktion mit großer Sprachanstrengung und erheblichen Sprechstörungen, phonematische Paraphasien und der Agrammatismus (Kerschensteiner, Poeck, Huber, Stachowiak & Weniger, 1978). Die Kommunikationsfähigkeit eines Broca-Aphasikers ist im allgemeinen stärker beeinträchtigt als die eines amnestischen Aphasiker. Dies ist in erster Linie auf die starke Sprachanstrengung sowie die teilweise starke syntaktische Vereinfachung zurückzuführen. Zum Verständnis dieser Äußerungen bedarf es meist weitgehender Interpretationen und Nachfragen durch den Gesprächspartner. In der Spontansprache kommen phonematische Paraphasien häufiger vor als semantische. Meist ist die phonematische Paraphasie dem Zielwort jedoch noch so ähnlich, daß dieses ohne große Schwierigkeit identifiziert werden kann. Auch die gelegentlich auftretenden semantischen Paraphasien sind dem Zielwort im allgemeinen in ihrer Bedeutung sehr ähnlich.

Diese Hauptsymptome der Broca-Aphasie beeinträchtigen auch alle anderen sprachlichen Leistungen. Beim Nachsprechen von Wörtern und Sätzen kommt es zu phonematischen Paraphasien bzw. agrammatischen Entstellungen des Stimulus. Phonematische und semantische Paraphasien beeinträchtigen auch das Benennen. Die Schriftsprache zeigt analoge Symptome, d.h., Paraphasien und agrammatische Züge. Das Sprachverständnis scheint bei Broca-Aphasikern im Gespräch meist ungestört. Gezielte Überprüfungen zeigen jedoch Schwierigkeiten beim Verständnis syntaktisch komplexer Sätze.

1.2.3. Die Wernicke-Aphasie

Zu den Leitsymptomen einer Wernicke-Aphasie zählen neben stärkeren Beeinträchtigungen des Sprachverständnisses, phonematische und semantische Paraphasien und der Paragrammatismus (Huber, Stachowiak, Poeck & Kerschensteiner, 1975). Die Spontansprache der Patienten ist flüssig, die Sprechgeschwindigkeit normal. Sprechstörungen kommen bei einer Wernicke-Aphasie selten vor. Auffällig ist die häufig ungehemmte, kaum zu bremsende Sprachproduktion. Phonematische und semantische Paraphasien kommen in größerer Anzahl vor, wobei die Abweichungen vom Zielwort oft so erheblich sind, daß das Zielwort nicht mehr erkennbar ist und die Äußerungen des Patienten unverständlich werden. Typisch für die Wernicke-Aphasie ist die Produktion phonematischer und/oder semantischer Neologismen. Die Phrasenlänge der Äußerungen entspricht in etwa der von Äußerungen gesunder Sprecher, die Äußerungen sind jedoch oft paragrammatisch, d.h., es kommen Wortstellungsfehler, Satzabbrüche, -verschränkungen und fehlerhafte Verwendungen von Funktionswörtern und Flexionsendungen vor.

Die für die Spontansprache typischen Fehlleistungen treten auch beim Nachsprechen und Benennen, sowie in der Schriftsprache in Erscheinung. Bei Benennaufgaben produzieren Wernicke-Aphasiker häufiger als amnestische oder Broca-Aphasiker semantische Paraphasien oder Perseverationen. Die Sprachverständnisstörungen der Wernicke-Aphasiker fallen durch inadäquate Reaktionen der Patienten oft bereits im normalen Gespräch auf. In der Testsituation zeigt sich häufig bereits das Wortverständnis als massiv beeinträchtigt.

1.2.4. Die globale Aphasie

Die globale Aphasie ist die Aphasieform mit den stärksten sprachlichen Beeinträchtigungen sowohl in der Produktion als auch im Verständnis (Stachowiak, Huber, Kerschensteiner, Poeck & Weniger, 1977). Wenn diese Patienten überhaupt über "ja" und "nein" hinausgehende Äußerungen produzieren, werden diese meist sehr stockend mit großer Sprachanstrengung hervorgebracht. In den meisten Fällen begleiten Sprechstörungen die aphasischen Störungen. In manchen Fällen äußern globale Aphasiker nur noch Wiederholungen von sinnfreien Silben (z.B. "tantantan") oder der Standardsprache entnommene Floskeln (z.B. "ach du liebe Güte"), die teilweise aber der Sprechsituation angemessen verwendet werden. Auch alle anderen sprachlichen Leistungen sind bei der globalen Aphasie stark beeinträchtigt.

1.2.5. Sonderformen

Neben diesen vier aphasischen Hauptsyndromen werden einige weitere Aphasieformen unterschieden, für die aber weniger bestimmte Leitsymptome als vielmehr auffällige Besonderheiten in einzelnen Modalitäten charakteristisch sind. Diese Aphasieformen kommen nicht so häufig vor wie die Hauptsyndrome (Huber et al., 1982).

Eine dieser Sonderformen bildet die sogenannte Leitungsaphasie. Patienten mit dieser Aphasieform sprechen flüssig mit normaler Artikulation. Häufig sind phonematische Paraphasien zu beobachten, die die Patienten allerdings meist zu korrigieren versuchen (Huber et al., 1982). Typisch für die Leitungsaphasie ist eine im Vergleich zu allen anderen sprachlichen Leistungen schwere Störung des Nachsprechens, die sich insbesondere bei längeren Wörtern und Sätzen zeigt. Auffällig dabei ist, daß die sprachliche Vorgabe häufig zwar inhaltlich richtig aber in der Form abweichend wiedergegeben wird. In schweren Fällen sind die Patienten überhaupt nicht mehr in der Lage nachzusprechen.

Das Gegenstück zur Leitungsaphasie bilden die transkortikalen Aphasien. Charakteristisch für diese Aphasieformen ist eine erhaltene Fähigkeit des Nachsprechens und eventuell des lauten Lesens bei ansonsten schweren sprachlichen Beeinträchtigungen. Je nach Ausprägung der Sprachstörungen werden verschiedene Unterformen unterschieden. Bei der transkortikal motorischen Aphasie sprechen die Patienten spontan kaum oder nur in sehr kurzen Äußerungen. Das Sprachverständnis ist hier recht gut erhalten. Bei der transkortikal sensorischen Aphasie ist dagegen das Sprachverständnis stark gestört. Die Äußerungen dieser Patienten bestehen häufig nur noch aus Wiederholungen der an sie gerichteten Fragen oder Äußerungen (Goodglass & Geschwind, 1976; Huber et al., 1982). Es kommen aber auch Mischformen zwischen motorischer und sensorischer transkortikaler Aphasie vor (De Bleser & Bayer, 1986). Die transkortikale Aphasie ist ein Syndrom, das typischerweise im Anfangsstadium einer Aphasie zu beobachten ist und je nach Krankheitsverlauf in eine leichtere Aphasieform oder den totalen Sprachverlust übergeht.

1.2.6. *Aphasien mit nicht-flüssigem und flüssigem Sprechverlauf*

In den siebziger Jahren wurden vor allem im englischsprachigen Raum eine Reihe von Untersuchungen vorgelegt, in denen eine Patientenklassifikation anhand von ausschließlich an der Sprachproduktion orientierten Kriterien vorgenommen wurde. Dabei dienten verschiedene Parameter der Spontansprache zur Unterscheidung zwischen Patienten mit flüssigem Sprechverlauf und solchen mit nicht-flüssigem Sprechverlauf. Patienten mit nicht-flüssigem Sprechverlauf weisen die folgenden Merkmale auf. Ihre Sprechrate (gemessen in Wörtern pro Minute) ist erheblich reduziert, es treten viele Pausen auf, die Artikulation ist meist beeinträchtigt und es werden ausschließlich relativ kurze Phrasen verwendet. Patienten mit flüssigem Sprechverlauf zeigen eine höhere Sprechrate mit weniger Pausen, keine Sprachanstrengung und keine Sprechstörungen. Die mittlere Phrasenlänge ist höher als bei der Aphasieform mit nicht-flüssigem Sprechverlauf (Benson, 1967; Kerschensteiner, Poeck & Brunner, 1972). Broca- und globale Aphasiker sind im allgemeinen Patienten mit nicht-flüssigem Sprechverlauf, Wernicke- und amnestische Aphasiker zeigen überwiegend einen flüssigen Sprechverlauf (Kelter, 1990; Kerschensteiner et al., 1972).

2. Syntaktische Beeinträchtigungen bei Aphasikern

2.1. Zur Differenzierung von Agrammatismus und Paragrammatismus

Ziel der vorliegenden Arbeit ist eine genauere Untersuchung der bei aphasischen Patienten vorkommenden Besonderheiten in der Produktion flektierter Wortformen. Je nach Ausprägung werden diese Besonderheiten seit Kleist (1914, 1916) als Bestandteil zweier umfassenderer Störungsbilder, des Agrammatismus und des Paragrammatismus, angesehen. Diese beiden Störungsbilder beschrieb Kleist (1914) wie folgt:

> "Der Grundzug des Agrammatismus ist die Vereinfachung und Vergröberung der Wortfolgen. Komplizierte Satzgefüge (Unterordnung von Sätzen) kommen nicht zustande. Die Kranken sprechen nur noch in kleinen primitiven Sätzen; sofern sie überhaupt noch Sätze bilden. Es werden alle minder notwendigen Worte, insbesondere die Pronomina und Partikeln eingeschränkt oder weggelassen. Insofern berührt sich der Agrammatismus mit der Wortschatzverarmung. Dadurch verkümmert auch die Konjugation, die ja zum Ausdruck verschiedener Zeiten und Modi der Wortfolgen benötigt. Aber auch die bei der Konjugation, Deklination und Komparation an den Worten selbst vor sich gehenden Änderungen (die Wortbiegungen im engeren Sinn) unterbleiben mehr oder weniger: In schweren Fällen bleiben nur Hauptworte und Adjektive im Nominativ und Zeitworte im Infinitiv und Partizip übrig." (Kleist, 1914: 11-12)

> "Beim Paragrammatismus ist die Fähigkeit zur Bildung von Wortfolgen nicht aufgehoben, aber Wendungen und Sätze werden oft falsch gewählt und aufgehoben, kontaminieren sich häufig miteinander. Sehr oft werden angefangene Wendungen und Satzkonstruktionen nicht durchgeführt: es entstehen Anakoluthe. Der sprachliche Ausdruck wird im ganzen nicht vereinfacht, sondern er schwillt, mitbedingt durch eine starke Überproduktion an Wortfolgen, zu verworrenen Satzungeheuern auf." (ebd.: 12)

1916 ergänzt Kleist seine Charakterisierung des Paragrammatismus um eine Beschreibung der Besonderheiten im Umgang mit grammatischen Morphemen:

"...der Kranke vergreift sich in der Wahl der grammatischen Ausdrucksmittel; die Worte werden falsch gestellt, es werden unrichtige Konjugations- und Deklinationsformen gebildet, falsche Partikel und Pronomina gebraucht." (Kleist, 1916: 170)

Die von Kleist für die beiden Störungsbilder genannten Charakteristika liegen auch dem heutigen Gebrauch dieser Begriffe zugrunde, wobei in der neueren Literatur im allgemeinen davon ausgegangen wird, daß der Agrammatismus mit der Broca-Aphasie assoziiert ist, der Paragrammatismus dagegen mit der Wernicke-Aphasie (z.B. Bates & Wulfeck, 1989; Goodglass & Kaplan, 1972; Heeschen, 1985; Kelter, 1990; Kolk, 1987). Dies bedeutet nicht, daß jeder klinisch als Broca- bzw. Wernicke-Aphasiker diagnostizierte Patient auch Symptome des Agrammatismus bzw. Paragrammatismus aufweist (Saffran, Berndt & Schwartz, 1989), aber beim Vorliegen agrammatischer Symptome ist eine klinische Diagnose als Broca-Aphasiker sehr wahrscheinlich, beim Vorliegen paragrammatischer Symptome eine klinische Diagnose als Wernicke-Aphasiker.

2.2. Psycholinguistische Forschung zu syntaktischen Beeinträchtigungen bei Aphasikern

In einer ersten Blütezeit der Aphasieforschung zu Anfang dieses Jahrhunderts war in erster Linie ein von medizinischer Seite getragenes Forschungsinteresse an der Aphasie vorhanden. Man erhoffte sich von der Untersuchung hirngeschädigter Patienten genauere Erkenntnisse über den Zusammenhang zwischen neuronalen Strukturen und psychischen Leistungen, d.h., Ziel der Forschung war eine Lokalisation der an höheren kognitiven Leistungen beteiligten Funktionen. Mit der Entwicklung von Methoden, die die Beobachtung der Funktionsweise des intakten Gehirns bei der Durchführung verschiedener Aufgabenstellungen ermöglichten, verlor diese Forschungsrichtung an Bedeutung. Aber bereits zu dieser Zeit regten Beobachtungen an aphasischen Patienten die Forscher zu modelltheoretischen Überlegungen über das Zusammenwirken verschiedener Hirnzentren bei sprachlichen Leistungen, wie dem spontanen Sprechen, dem Nachsprechen, dem Lesen und dem Verstehen, an (Lichtheim, 1885; Wernicke, 1874). Wegweisend für die heutige psycholinguistische Aphasieforschung sind die Arbeiten von Pick (1913). Pick legte ein erstes funktionales Modell zur Sprachproduktion vor, innerhalb dessen er die im Agrammatismus gestörten Verarbeitungsschritte genauer zu erfassen suchte. Dieses Modell entspricht in seiner Grundstruktur modernen Modellen zur Sprachproduktion (z.B. Levelt, 1989) bereits auf erstaunliche Weise (als Überblick über die frühe Agrammatismusforschung s. de Bleser, 1987).

Die derzeitige Aphasieforschung, die sich mit den Grundlagen aphasischer Sprachstörungen auseinandersetzt, ist eher ein psychologisch und linguistisch geprägtes Forschungsgebiet. Langfristiges Ziel einer speziellen Aphasieforschung dieser Disziplinen kann es nur sein, die die aphasischen Sprachstörungen auslösenden funktionalen Beeinträchtigungen des kognitiven Systems zu bestimmen, um auf diese Weise eine Grundlage zur Verbesserung der Behandlungsmöglichkeiten aphasischer Defizite zu liefern. Dies ist aber sicherlich nur im Zusammenhang mit der Entwicklung differenzierter Vorstellungen zur Funktionsweise des menschlichen Sprachverarbeitungssystems möglich. Hierbei kann die Aphasieforschung mittlerweile auf eine Reihe von Erkenntnissen und Modellvorstellungen der allgemeinen Psycholinguistik zur Sprachproduktion und zum Sprachverständnis zurückgreifen. Auf der anderen Seite kann jedoch auch die Aphasieforschung selbst wertvolle Beiträge zur Modellbildung bezüglich der normalen Sprachverarbeitung leisten.

Innerhalb der Psycholinguistik als kognitiver Wissenschaft hat sich die Annahme durchgesetzt, daß eine psychische Leistung wie die Produktion oder das Verständnis einer sprachlichen Äußerung aus dem Zusammenwirken einer Reihe von unterscheidbaren funktionalen Komponenten resultiert. Das Ziel der Forschung besteht darin, diese Komponenten zu ermitteln und ihre Beteiligung an verschiedenen sprachlichen Leistungen näher zu spezifizieren. Diese Annahmen werden durch Erkenntnisse aus der Aphasieforschung gestützt, da aphasische Sprachstörungen - vielleicht mit Ausnahme der globalen Aphasie - keinen undifferenzierten, höchstens im Schweregrad variierenden Zusammenbruch des gesamten Sprachsystems darstellen, sondern typische Muster von stärker und weniger stark beeinträchtigten sprachlichen Fähigkeiten zu beobachten sind, die sich zwischen Patienten unterscheiden können In diesem Zusammenhang stehen seit längerem die typischen Erscheinungsformen der Broca- und der Wernicke-Aphasie im Mittelpunkt des linguistischen und psycholinguistischen Interesses an der Aphasie. Der Grund hierfür sind die auffälligen Differenzen in den Äußerungen von Patienten dieser beiden Aphasieformen: auf der einen Seite die kurzen, konstruktiv und morphosyntaktisch reduzierten, vornehmlich aus Inhaltswörtern bestehenden Äußerungen von Broca-Aphasikern; auf der anderen Seite die zwar mit syntaktischen Abweichungen durchdrungenen, aber komplexen Äußerungen von Wernicke-Aphasikern, die jedoch durch Paraphasien, Neologismen und die überproportionale Verwendung von Proformen oft unverständlich sind Diese Unterschiede legen die Vermutung nahe, daß das Bild der typischen Broca-Aphasie aus einer anderen zugrundeliegenden Störung resultiert als das Bild der typischen Wernicke-Aphasie.

Den linguistischen Grundstein für eine solche qualitative Differenzierung zwischen Broca- und Wernicke-Aphasie legte Jakobson (1964) mit seiner Unterscheidung zwischen Kontiguitäts- und Similaritätsstörung, die die verschiedenen Typen von Relationen innerhalb des Sprachsystems treffen. Die Kontiguitätsstörung, die das Erscheinungsbild der Broca-Aphasie prägen soll, betrifft nach diesem Ansatz die syntagmatischen Relationen zwischen Elementen des Sprachsystems. Innerhalb der syntaktischen Ebene verhindert diese Störung den Aufbau von Syntagmen, woraus das Fehlen aller kontextabhängigen sprachlichen Elemente wie z.B. der Artikel, Pronomen aber auch der durch Kongruenz- und Rektionsbeziehungen obligatorischen Flexionsmorpheme in den Äußerungen der betroffenen Patienten resultiert. In diesem Sinne agrammatische Äußerungen sind nach Jakobson lediglich als Kette von Einzelbenennungen nicht jedoch als Satz zu interpretieren. Die Similaritätsstörung der Wernicke-Aphasiker betrifft dagegen die paradigmatischen Relationen und beeinträchtigt die korrekte Selektion sprachlicher Elemente. Wortfindungsstörungen und der hohe Anteil von Proformen in den Äußerungen dieser Patienten sind Ausdruck dieser Selektionsstörung.

Ein wesentliches Merkmal des Jakobson'schen Ansatzes ist die Tatsache, daß diese Störungen über die einzelnen Komponenten des Sprachsystems hinweg wirksam werden. So betrifft beispielsweise die Kontiguitätsstörung der Broca-Aphasiker nicht nur die syntaktische Ebene, sondern auch die phonologische, wodurch beispielsweise das Auftreten phonematischer Paraphasien erklärt werden kann. In dieser Hinsicht unterscheiden sich neuere Ansätze wesentlich. Hier werden eher Störungen angenommen, die einzelne sprachliche Ebenen involvieren. Typisch für diese Interpretation der verschiedenen aphasischen Erscheinungsformen ist die Annahme, daß die Äußerungen von Broca-Aphasikern ein erhaltenes Lexikon bei gestörter Syntax, die Äußerungen von Wernicke-Aphasikern dagegen ein gestörtes Lexikon bei erhaltener Syntax widerspiegeln (Marin, Saffran & Schwartz, 1976; von Stockert & Baader, 1976). Diese Annahme prägte auch bis in die 80iger Jahre die meisten Erklärungsansätze zum Agrammatismus und zum Paragrammatismus.

2.3. Broca-Aphasie und Agrammatismus

2.3.1. Empirische Befunde

Die umfassendsten Analysen von Äußerungen agrammatischer Broca-Aphasiker entstammen einem sprachvergleichenden Forschungsprojekt zum Agrammatismus in verschiedensten indoeuropäischen und nicht-indoeuropäischen Untersuchungssprachen (Menn & Obler, 1990). Trotz erheblicher Variation zwischen den einzelnen Patienten und den Untersuchungsprachen lassen die Ergebnisse dieses Projekts die folgenden allgemeinen Aussagen über Charakteristika agrammatischer Äußerungen zu, die sich zum Großteil mit Befunden aus früheren, einzelsprachlichen Studien decken:

- Auslassungen von Funktionswörtern und Flexionsendungen finden sich in den Äußerungen von Broca-Aphasikern aus verschiedensten Untersuchungssprachen. Gerade in stärker flektierenden Sprachen wurden aber auch bei ein- und denselben Patienten Auslassungen und die eher für den Paragrammatismus als typisch erachteten Substitutionen von Funktionswörtern und Flexionsendungen beobachtet (s.a. Bates, Friederici & Wulfeck, 1987a; de Villiers, 1978; Waagenaar, Snow & Prins, 1975).

31

- Die Äußerungen vieler Broca-Aphasiker zeigen einen gegenüber anderen Wortklassen erhöhten Anteil von Substantiven (s.a. Gleason, Goodglass, Green, Ackerman & Hyde, 1975; Goodglass, 1968; Myerson & Goodglass, 1972). Vollverben sind dagegen unterrepräsentiert und fehlen wie Funktionswörter gelegentlich in obligatorischen Kontexten (s.a. Gleason et al., 1975; Hand, Tonkovich & Aitchison, 1979).
- Syntaktisch wohlgeformte Phrasen sind in den Äußerungen von agrammatischen Broca-Aphasikern im allgemeinen kürzer als bei nichtaphasischen Sprechern.
- Wenn überhaupt komplexe Sätze gebildet werden, erfolgt dies meist durch Koordination mit "und". Subordination, Relativsätze oder Passivsätze werden dagegen kaum verwendet (s.a. Bates, Hamby & Zurif, 1983; Feyereisen, 1984).
- Verletzungen von Wortstellungsregularitäten kommen eher selten vor, sind aber zumindest für das Deutsche in bezug auf die Verbstellung beobachtet worden (Stark & Dressler, 1990).

Insgesamt bestätigt sich in den empirischen Untersuchungen also die von Kleist gegebene Beschreibung des Agrammatismus als Reduktion auf einfache syntaktische Stukturen in Verbindung mit dem häufigen Auslassen von Funktionswörtern und Flexionsendungen.

Eine wesentlich größere Rolle als die sprachproduktiven Beeinträchtigungen bei Broca-Aphasikern spielten für die Forschung und Theoriebildung zum Agrammatismus in den letzten 20 Jahren jedoch Befunde zu rezeptiven Beeinträchtigungen von Broca-Aphasikern, die sich in den unterschiedlichsten Aufgabenstellungen zeigten. Eine detaillierte Darstellung dieser Befunde kann an dieser Stelle nicht geleistet werden (als Überblick s. Kelter, 1990), es sollen hier nur kurz die für die Theoriediskussion zentralen Forschungsbereiche mit den wesentlichsten Ergebnissen genannt werden.

Beeinträchtigungen beim Satzverständnis wurden bei Broca-Aphasikern in erster Linie in sogenannten Satz-Bild-Zuordnungsaufgaben mit semantisch reversiblen Sätzen nachgewiesen. Als semantisch reversibel werden Sätze bezeichnet, deren Bedeutung nicht allein schon anhand des Verständnisses der Inhaltswörter und Plausibilitätserwägungen erschlossen werden kann, sondern zu deren korrekter Interpretation die Beachtung struktureller Information, die in erster Linie durch die grammatischen Morpheme und die Wortfolge gegeben ist, notwendig ist (z.B. "Der Räuber erschießt den Polizisten"). Defizite im Verständnis semantisch reversibler Sätze wurden bereits bei einfachen SVO-Aktivsätzen nachgewiesen (Schwartz et al., 1980), zeigen sich aber verstärkt bei Passivsätzen (Caplan, Baker & Dehaut, 1985; Caramazza, Berndt, Basili & Koller, 1981; Friederici & Graetz, 1987; Kolk & Friederici, 1985), topikalisierten Sätzen (Heeschen, 1980; Kolk & Friederici, 1985) und bei bestimmten Relativsätzen (Caplan et al., 1985; Caplan & Futter, 1986; Caramazza et al., 1981; Caramazza & Zurif, 1976). Zwar sind die Ergebnisse aus solchen Aufgabenstellungen stark von bestimmten Lösungsstrategien bestimmt (Aktor-Zuerst-Strategie, Prinzip der minimalen Distanz, s. Kelter, 1990), aber auch unter der Berücksichtigung von strategischen Effekten liegen die Leistungen der Probanden im allgemeinen über dem Zufallsniveau.

Auch in Aufgaben, in denen die Grammatikalität von Sätzen beurteilt werden soll, wurden bei Broca-Aphasikern Minderleistungen festgestellt (z.B. Grossman & Haberman, 1982; Linebarger, Schwartz & Saffran, 1983; Lukatela, Crain & Shankweiler, 1988; Shankweiler, Crain, Gorrell & Tuller, 1989; Wulfeck, 1988). Aus diesen Untersuchungen geht jedoch hervor, daß Broca-Aphasiker durchaus sensitiv gegenüber grammatischen Regelverletzungen sind, denn auch hier liegen ihre Leistungen über der Ratewahrscheinlichkeit. Ihre Fähigkeiten zu Grammatikalitätsbeurteilungen werden von Linebarger et al. (1983) denn auch gegenüber den beobachteten Sprachproduktions- und Sprachverständnisdefiziten als relativ gut erhalten eingeschätzt.

Die Sensitivität von Broca-Aphasikern bezüglich Grammatikalitätverletzungen wurde in jüngerer Zeit auch in einer Reihe von Untersuchungen mit sogenannten on-line Aufgaben überprüft. Zum einen wurden dabei lexikalische Entscheidungsaufgaben verwendet, in denen die Probanden die Aufgabe haben zu entscheiden, ob eine dargebotene Laut- oder Buchstabenkette einem Wort ihrer Sprache entspricht. Die Sensitivität bezüglich grammatischer Restriktionen läßt sich mit dieser Aufgabenstellung überprüfen, indem variiert wird, ob das Wort, über das die lexikalische Entscheidung gefällt werden soll, eine grammatisch adäquate Ergänzung eines vorher dargebotenen Satzfragmentes darstellt oder nicht (z.B. Blumstein, Milberg, Dworetzky, Rosen & Gershberg, 1991; Friederici & Kilborn, 1989; Haarman & Kolk, 1991). Als weitere Untersuchungsmethodik wurden sogenannte word-monitoring-Aufgaben verwendet, in denen die Probanden bei Auftreten eines vorher spezifizierten Wortes in einem Satz eine Reaktionstaste drücken sollen. Dabei werden die Reaktionszeiten in grammatischen Sätzen mit denen in nicht-grammatischen Sätzen verglichen (z.B. Baum, 1989; Friederici, Wessel, Emmorey & Bellugi, 1992; Haarmann & Kolk, 1994; Tyler, Behrens, Cobb & Marslen-Wilson, 1990; Tyler & Cobb, 1987). Nicht aphasische Probanden lösen diese Aufgaben im allgemeinen innerhalb von grammatischen Sätzen schneller als in nicht-grammatischen Sätzen. Bei Broca-Aphasikern zeigen sich Effekte der Grammatikalität dagegen nur unter bestimmten Bedingungen. Hierbei scheint zum einen die syntaktische Komplexität des Stimulusmaterials eine Rolle zu spielen, denn Broca-Aphasiker zeigen eine stärkere Sensitivität gegenüber Grammatikalitätsverletzungen in syntaktisch einfachen als in syntaktisch komplexen Sätzen (Baum, 1989; Haarmann & Kolk, 1994). Zum anderen beeinflussen aber auch rein zeitliche Veränderungen in der Präsentation des Stimulusmaterials die Leistungen der Broca-Aphasiker. So fanden Friederici und Kilborn (1989) sowie Haarmann & Kolk (1994), daß der Grammatikalitätseffekt verschwindet, wenn der zeitliche Abstand zwischen dem Satzfragment und der Präsentation des Wortes, auf das reagiert werden muß, erhöht wird.

Besondere Aufmerksamkeit erregten Untersuchungen, die Unterschiede beim Erkennen von Funktionswörtern zwischen Broca-Aphasikern und nicht-aphasischen Sprechern überprüften. Ausgangspunkt dieser Forschungsrichtung waren Ergebnisse einer von Bradley, Garrett und Zurif (1980) durchgeführten lexikalischen Entscheidungsaufgabe auf isoliert dargebotene Wörter, nach denen sich in den Reaktionszeiten der Broca-Aphasiker Frequenz- und bestimmte Interferenzeffekte sowohl bei Inhalts- als auch bei Funktionswörtern fanden, während die sprachgesunden Probanden diese Effekte ausschließlich bei Inhaltswörtern zeigten. Diese Befunde konnten jedoch in verschiedenen Replikationsversuchen nicht bestätigt werden (Gordon & Caramazza, 1982, 1983, 1985; Kolk & Blomert, 1985; Matthei & Kean, 1989; Segui,

Mehler, Frauenfelder & Morton, 1982). Allerdings ergaben sich in Untersuchungen mit einer anderen Untersuchungsmethodik, in der die zu identifizierenden Wörter in einem Satzkontext dargeboten wurden, bei Broca-Aphasikern deutlich verzögerte Erkennungszeiten für Funktions- gegenüber Inhaltswörtern, während die normalen Probanden kürzere Erkennungszeiten für die Funktionswörter als für die Inhaltswörter zeigten (Friederici, 1983, 1985; Swinney, Zurif & Cutler, 1980).

2.3.2. *Erklärungsansätze*

2.3.2.1. Zentrales syntaktisches Defizit

Unter Einbeziehung eines Teils der oben dargestellten Befunde formulierten Berndt und Caramazza (1980) die These der globalen Störung einer syntaktischen Verarbeitungskomponente als Ursache für die bei Broca-Aphasikern zu beobachtenden Leistungsauffälligkeiten in der Sprachproduktion und der Sprachperzeption. Aus der These eines generellen syntaktischen Defizits folgen zwei Vorhersagen: Patienten, die unter einem solch globalen Defizit leiden, sollten modalitätsunabhängig bei allen sprachlichen Leistungen versagen, die eine syntaktische Verarbeitung erfordern. Zudem sollten sie sich gegenüber verschiedenen Typen syntaktischer Information gleich verhalten. Beide dieser Vorhersagen lassen sich jedoch empirisch nicht generell halten. Zum einen ist das Auftreten agrammatischer Charakteristika in der Sprachproduktion nicht zwangsläufig mit Beeinträchtigungen des Sprachverständnisses assoziiert (Caramazza & Hillis, 1989; Kolk, van Grunsven & Keyser, 1985; Miceli, Mazzucchi, Menn & Goodglass, 1983; Nespoulous, Dordain, Perron, Ska, Bub, Caplan, Mehler & Lecours, 1988). Auch die relativ guten Leistungen bei Grammatikalitätsbeurteilungen von Patienten mit agrammatischer Sprachproduktion sprechen gegen ein generelles syntaktisches Defizit (Caramazza & Hillis, 1989; Linebarger et al., 1983; Nespoulous et al., 1988).

Zum zweiten scheint nicht jede Art von syntaktischer Information von der Störung in gleicher Weise betroffen zu sein. Wortstellungsregularitäten,

.die neben der Morphosyntax sicherlich den Kernbereich der Syntax darstellen, werden in agrammatischen Äußerungen vergleichsweise selten verletzt (Bates & Wulfeck, 1989; Kolk & van Grunsven, 1985; Stark & Dressler, 1990). Darüber hinaus wurden bei einzelnen Patienten agrammatische Charakteristika in bezug auf die Verwendung von Funktionswörtern und Flexionsendungen bei normaler Phrasenlänge (Miceli, Mazzucchi, Menn & Goodglass, 1983) und umgekehrt bei anderen Patienten eine reduzierte Phrasenlänge bei normaler Verwendung von Funktionswörtern und Flexionsendungen (Saffran, Schwartz & Marin, 1980a) festgestellt. Diese Befunde deuten darauf hin, daß konstruktiv-syntaktische Fähigkeiten und morphosyntaktische Fähigkeiten unabhängig voneinander gestört sein können. Diese Ergebnisse machen deutlich, daß die Hypothese eines globalen syntaktischen Defizits den beobachteten syntaktischen Fähigkeiten vieler Patienten nicht gerecht wird, womit allerdings nicht ausgeschlossen werden kann, daß bei einzelnen Patienten ein derart weitgreifendes syntaktisches Defizit vorliegt.

2.3.2.2. Störung grammatischer Morpheme

Die in diesem Abschnitt zusammengefaßten Ansätze zielen auf eine Erklärung der agrammatischen Besonderheiten im Umgang mit Funktionswörtern und Flexionsendungen ab. Einem Vorschlag von Kean (1977, 1979, 1980) zum Vorgehen bei der Theoriebildung zum Agrammatismus folgend, wurden eine Reihe linguistischer Beschreibungsansätze vorgelegt. Nach Kean kann eine Erklärung aphasischer Sprachstörungen nur auf der Basis einer ausgearbeiteten Grammatiktheorie erfolgen, innerhalb derer zu untersuchen sei, in welcher Komponente die von der Sprachstörung betroffenen und die nicht betroffenen Elemente in zwei divergierende Klassen fallen. Diese linguistische Beschreibung muß ergänzt werden durch ein Performanzmodell, das die Rolle der theoretisch gefundenen Differenzierung für die Sprachverarbeitung spezifiziert.

Nach Keans (1977, 1979, 1980) eigener Auffassung ist die entscheidende Klassenbildung für das in der Broca-Aphasie zu beobachtende Muster von Auslassungen von Funktionswörtern und Flexionsendungen bei erhaltenen Stämmen der Inhaltswörter allein auf der Ebene der phonologischen Repräsentationen innerhalb der generativen Grammatik (Chomsky & Halle, 1968) möglich und zwar über die dieser Repräsentationsebene zugewiesenen Wortgrenzmarkierungen. Innerhalb des Modells von Chomsky und Halle sind Wortgrenzmarkierungen ein notwendiger Bestandteil der phonologischen Repräsentation, da sie den Wirkungsbereich bestimmter phonologischer Regeln, insbesondere der Akzentzuweisung, eingrenzen. Die Wortgrenzmarkierungen werden zur Erzeugung einer phonologischen Repräsentation der syntaktischen Oberflächenstruktur nach folgender Konvention zugewiesen:

"The boundary # is automatically inserted at the beginning and end of every string dominated by a major category , i.e. by one of the lexical categories "noun", "verb", "adjective" or by a category such as "sentence", "noun phrase", "verb phrase" which dominates a lexical category." (Chomsky & Halle. 1968: 365)

Nach dieser Konvention sind lediglich Stämme der lexikalischen Hauptkategorien Nomen, Verb und Adjektiv mitsamt bestimmter in bezug auf die Betonung nicht neutraler Derivationsaffixe von Wortgrenzmarkierungen umschlossen. Nicht von Wortgrenzmarkierungen umschlossen sind Funktionswörter, Flexionsendungen und betonungsneutrale Derivationsaffixe. Unter Bezugnahme auf die Wortgrenzmarkierungen lassen sich also zwei Klassen unterscheiden: von Wortgrenzmarkierungen umschlossene Elemente und von solchen Markierungen nicht umschlossene. Die von Wortgrenzmarkierungen umschlossenen Elemente nennt Kean phonologische Wörter, die nicht von Wortgrenzmarkierungen umschlossenen phonologische Klitika. Phonologische Wörter sind die Stämme von Substantiven, Verben und Adjektiven, phonologische Klitika die Funktionswörter, Flexionsendungen und betonungsneutrale Derivationsaffixe. Damit schlägt Kean eine theoretisch motivierte Differenzierung der in der Broca-Aphasie tendenziell ausgelassenen gegenüber den erhaltenen Elementen vor: im Agrammatismus fehlen die phonologischen Klitika.

Eine im Ergebnis dem Kean'schen Ansatz identische Beschreibung des Agrammatismus innerhalb einer morphologischen Komponente hält Lapointe (1983) für möglich. Er geht von einer morphologischen Komponente aus, die sowohl Flexion als auch Derivation beinhaltet. Wortstrukturen umfassen nach

Lapointe drei verschiedene Typen von Konstituenten: Wörter (X), Stämme (Xs), Wurzeln (Xr) und Affixe (Af) (vgl. Selkirk, 1982). Am Wort "contribution" verdeutlicht Lapointe den Unterschied zwischen diesen Konstituenten:

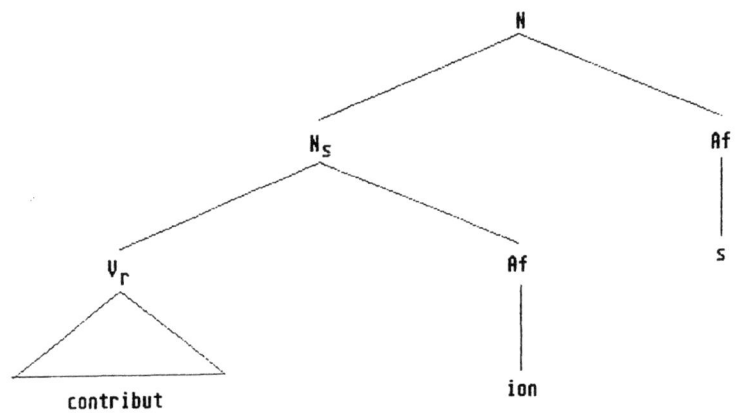

Abb. 1: Morphologische Struktur des Wortes "contribution" nach Lapointe (1983)

Wesentlich ist analog zum Kean'schen Ansatz eine Differenzierung zwischen zwei Typen von Affixen, nämlich denjenigen, die an Wurzeln affigiert werden und mit ihnen zusammen Stämme bilden und denjenigen, die an Stämme affigiert werden. Zu den ersteren zählt Lapointe unproduktive Affixe, die unter Umständen phonologische Veränderungen der Wurzel nach sich ziehen können. Zum zweiten Typ gehören die produktiven Affixe. Wie Lapointe selbst bemerkt, entspricht diese Differenzierung genau der von Kean getroffenen. Die an Wurzeln affigierten Affixe sind innerhalb des Ansatzes von Kean die von Wortgrenzen umschlossenen, die an Stämme affigierten Affixe sind die nicht von Wortgrenzen umschlossenen. Auf Grundlage dieser Differenzierung schlägt Lapointe vor, daß die im Agrammatismus erhaltenen Elemente die Stämme sind. Probleme bereitet dem Ansatz allerdings die Einbeziehung der Funktionswörter, da diese in vielen Sprachen flektierend sind und deshalb ebenfalls als Stämme betrachtet werden müssen. Lapointe ist deshalb gezwungen, seine Charakterisierung des Agrammatismus auf ein Erhaltensein der lexikalische Stämme, d.h., Stämme der Kategorien Ns, Vs, As einzuschränken.

Die Ansätze von Kean und Lapointe machen eine interessante Vorhersage in bezug auf die traditionell der Derivation zugeordneten Affixe. Nach beiden Ansätzen gehört ein Teil der Derivationsmorpheme zu den gestörten Elementen und ein anderer Teil zu den nicht gestörten Elementen. Leider liegen bislang keine eindeutigen Befunde zur Produktion von Derivationsmorphemen im Agrammatismus vor. Während Miceli und Caramazza (1988) in einer Nachsprechaufgabe bei einem Agrammatiker keinerlei Schwierigkeiten beim Nachsprechen von Derivationsformen bei gleichzeitigen Beeinträchtigungen bei Flexionsformen fanden, konnten Kehaya, Caplan und Piggott (1984) bei gleicher Aufgabenstellung Leistungsunterschiede zwischen verschiedenen Typen von Derivationsaffixen zeigen. Hier wären sicherlich weiterführende Untersuchungen auf der Grundlage theoretischer Weiterentwicklungen innerhalb der lexikalischen Phonologie/Morphologie (Kiparsky, 1982) von Interesse.

Innerhalb eines dritten Ansatzes hält Grodzinsky (1984, 1986 a, b, 1990) im Rahmen der Rektions- und Bindungstheorie (Chomsky, 1981) die syntaktische S-Struktur für die geeignete Repräsentationsebene, auf der die im Agrammatismus erhaltenen Elemente gegenüber den gestörten Elementen differenziert werden können. Diese Repräsentationsebene ist dadurch charakterisiert, daß die Knoten der lexikalischen Hauptkategorien N, V, A bereits auf dieser Ebene lexikalisch spezifiziert sind, während die Knoten von Funktionswörtern und Flexionsendungen nur durch grammatische Merkmale gefüllt sind. Grodzinsky (1984) illustriert seinen Ansatz anhand des Beispielsatzes "The boy kissed the girl", dessen S-Struktur im Normalfall die folgende Form hat:

S(NP(DET(+def.) N(boy)) VP(V(kiss) INFL(+tense) NP(DET(+def) N(girl)))

Für den Agrammatismus nimmt Grodzinsky eine abweichende S-Struktur an, die dadurch bestimmt ist, daß alle Elemente, die nicht bereits lexikalisch spezifiziert sind, überhaupt nicht spezifiziert sind. Daraus folgt, daß die grammatischen Merkmale der Knoten für Funktionswörter und Flexionsendungen nicht fixiert werden. Auch die aus Bewegungen resultierenden Spuren fehlen nach Grodzinsky in agrammatischen S-Strukturen, woraus sich die

Schwierigkeiten der Patienten im Verständnis von Passiv- und Relativsätzen ergeben. Die prototypischen, agrammatischen Sätzen zugrundliegende S-Struktur sieht demnach so aus:

S(NP(DET(*) N(boy)) VP(V(kiss) INFL (*) NP(DET(*) N(girl)))

Die Nicht-Fixierung der Werte der grammatischen Merkmale bewirkt, daß ein Wert frei gewählt kann, ohne daß gegen Wohlgeformtheitsbedingungen verstoßen wird. Daraus resultieren die in agrammatischen Äußerungen zu beobachtenden Auslassungen bzw. Substitutionen von Funktionswörtern und Flexionsendungen. Ob eine Flexionsendung ausgelassen oder substituiert wird, ist nach diesem Ansatz keine Frage des aphasischen Syndroms sondern allein von morphologischen Charakteristika der jeweiligen Sprache abhängig. Danach werden Flexionsendungen nur dann ausgelassen, wenn die nicht flektierte Form eine in der Sprache existierende Wortform darstellt. Ist dies nicht der Fall, sind eher Vertauschungen von Flexionsformen zu erwarten (vgl. Abschnitt 4.1.2.).

Eine psycholinguistische Ergänzung zu diesen linguistischen Beschreibungsansätzen stellt der von Bradley, Garrett und Zurif (1980) vorgelegte Erklärungsansatz zum Agrammatismus dar, der auf dem Sprachproduktionsmodell von Garrett (z.B. 1975, 1980, 1988) basiert. Kern dieses Modells ist die Annahme, daß während der sprachlichen Formulierungsprozesse zwei verschiedene Repräsentationsebenen erstellt werden, die funktionale und die positionale Ebene. Damit verbunden ist die Differenzierung zweier Subvokabulare, der offenen Klasse, die im wesentlichen die Inhaltswörter umfaßt, und der geschlossenen Klasse, die Flexionsendungen und Funktionswörter umfaßt.

Die funktionale Ebene stellt die erste Repräsentationsebene innerhalb der sprachlichen Formulierungsprozesse dar, auf der die anhand einer präverbalen Repräsentation ausgewählten Elemente der offenen Klasse und die grammatischen Relationen zwischen diesen Elementen kodiert sind. Durch verschiedene weitere Verarbeitungsprozesse wird aus der funktionalen die positionale Repräsentation erzeugt, die sich unter anderem darin von der funktionalen Ebene unterscheidet, daß erst auf der positionalen die Elemente der geschlossenen Klasse repräsentiert sind.

40

Die Differenzierung zwischen den Elementen der offenen und den Elementen der geschlossenen Klasse bildete den Ausgangspunkt für eine ganze Reihe von Untersuchungen, in denen die unterschiedlichen Rollen der Elemente dieser beiden Klassen innerhalb der normalen Sprachverarbeitung überprüft wurden (Friederici, 1988; Haber & Schindler, 1981; Swinney et al., 1980; Rosenberg, Zurif, Brownell, Garrett & Bradley, 1985). Grundlage für den Erklärungsansatz zum Agrammatismus von Bradley et al. (1980) bildeten vor allem die in Abschnitt 2.3.1. dargestellten Befunde, nach denen sich bei nicht-aphasischen Probanden in lexikalischen Entscheidungsaufgaben Unterschiede in der Verarbeitung von Elementen der offenen und der geschlossenen Klasse zeigten, die sich bei Broca-Aphasikern nicht fanden.

Aus diesem Befund schlossen die Autoren, daß die Elemente der offenen und der geschlossenen Klasse normalerweise in zwei verschiedenen, separaten Lexika repräsentiert sind, auf die anhand unterschiedlicher Abrufmechanismen zugegriffen wird, schnell und frequenzunabhängig auf die Elemente der geschlossenen Klasse, langsamer und frequenzabhängig auf die Elemente der offenen Klasse. Die Besonderheit der Broca-Aphasiker liegt nach diesem Ansatz in einem Verlust des separaten Lexikons für die Elemente der geschlossenen Klasse bzw. in einem Verlust der spezifischen Abrufmechanismen für die Elemente der geschlossenen Klasse. Der Wert dieser Hypothese ist sicherlich in ihrer Einbettung in Annahmen über die normale Sprachverarbeitung zu sehen. Aber wie bereits erwähnt ist die empirische Basis dieses Erklärungsansatzes äußerst dürftig.

2.3.2.3. Agrammatismus als Prozeßstörung

Allen vorher dargestellten Erklärungsansätzen bereitet ein Phänomen Probleme, das in jüngerer Zeit verstärkt in den Vordergrund des Forschungsinteresses rückt, nämlich die intraindividuelle Variabilität in den syntaktischen Leistungen aphasischer Patienten. Diese Variabilität macht deutlich, daß der Agrammatismus nicht den generellen Verlust der Fähigkeit, syntaktische Information zu verarbeiten oder gar den Verlust syntaktischen Wissens reflektiert. Ziel der neueren Forschung zum Agrammatismus ist es denn auch, die Bedingungen, unter denen Agrammatiker Schwierigkeiten in der Verarbeitung syntaktischer Information zeigen, näher zu spezifizieren. In diesen Zusammenhang gehören die Untersuchungen, die die Abhängigkeit der Leistungen von syntaktischen Merkmalen des zu verarbeitenden Materials zeigen, z.B. die Befunde, nach denen Broca-Aphasiker bei der Verarbeitung konstituenteninterner Beziehungen bessere Leistungen zeigen als bei der Verarbeitung konstituentenübergreifender (Baum, 1989; Bayer, de Bleser & Dronsek, 1987; Kolk & van Grunsven, 1985; Shankweiler et al., 1989).

Ob diese Variation tatsächlich auf einen unterschiedlichen syntaktischen Schwierigkeitsgrad zurückführen ist, wird zumindest zweifelhaft, wenn man die in Abschnitt 2.3.1. dargestellten Befunde berücksichtigt, nach denen allein die Variation zeitlicher Parameter die syntaktischen Leitungen von Agrammatikern berührt. Kennzeichnend für die Verarbeitung syntaktischer Relationen ist die Tatsache, daß die Information über verschiedene sprachliche Elemente eine Weile parallel aktiv gehalten werden muß. Um beispielsweise im Deutschen einen Verstoß gegen die Subjekt-Verb-Kongruenz zu erkennen, muß die Information über Person und Numerus des Subjekts solange aktiviert bleiben, bis die Verbform verarbeitet und die darin enthaltene Person- und Numerusinformation mit der des Subjekts verglichen werden kann. In Abhängigkeit von der Satzstruktur kann der Abstand zwischen Subjekt und Verb jedoch erheblich variieren. In einem einfachen Satz wie "Die Kinder laufen über die Straße" reicht eine sehr kurzfristige Aktivierung dieser subjektbezogenen Information aus. In einem komplexeren Satz wie "Die Kinder, denen der freundliche Eisverkäufer, der jeden Tag mit seinem Wagen vor der Schule steht, ein Eis geschenkt hat, laufen über die Straße" muß diese Information jedoch erheblich länger aktiviert bleiben.

Kolk und van Grunsven (1985) diskutieren als eine mögliche Ursache der agrammatischen Beeinträchtigungen eine Reduktion der Informationsmenge, die gleichzeitig im Kurzzeitgedächtnis gehalten werden kann, so daß die gerade für die syntaktische Verarbeitung notwendige parallele Analyse mehrerer sprachlicher Elemente unmöglich wird. Der Einfluß der zeitlichen Variation spricht jedoch für einen zweiten Erklärungsansatz, den Kolk und van Grunsven (s. a. Kolk, 1987) in Erwägung ziehen, nämlich zeitliche Beschränkungen in der Verarbeitung sprachlicher Information. Diese zeitlichen Beschränkungen sind in zwei Ausprägungen denkbar. Zum einen könnte ein zu schneller Verfall der aktivierten Information dazu führen, daß die syntaktische Information aus vorherigen Satzteilen nicht mehr vorhanden ist, wenn sie für weitere Analyseprozesse benötigt wird. Zum anderen wäre eine zu langsame Aktivierung syntaktischer Information möglich, so daß die syntaktische Information noch nicht vorhanden ist, wenn sie für weitere sprachliche Analyseprozesse notwendig ist. Das Ergebnis wäre eine Asynchronie in den Verarbeitungsergebnissen verschiedener Komponenten (Friederici, 1988).

Die bislang vorliegenden empirischen Befunde sprechen nicht eindeutig für die eine oder die andere dieser Ausprägungen. Die von Friederici (1983, 1985) berichtete Verlangsamung von Broca-Aphasikern bei der Erkennung von Funktionswörtern kann als Hinweis auf eine verzögerte Aktivierung syntaktischer Information gedeutet werden. In die gleiche Richtung weisen die Befunde, nach denen sich bei Broca-Aphasikern syntaktische Aktivierungseffekte erst zu einem späteren Zeitpunkt zeigen als bei nicht-aphasischen Probanden (Haarmann & Kolk, 1991; Hagoort, 1990). Für einen schnelleren Zerfall sprechen dagegen die Untersuchungsergebnisse von Friederici und Kilborn (1989) sowie Haarmann und Kolk (1994), die übereinstimmend Effekte einer frühen syntaktischen Aktivierung, die sich zu späteren Zeitpunkten nicht mehr finden, zeigen. Zusammengefaßt könnten diese Befunde darauf hindeuten, daß Broca-Aphasikern die syntaktische Information während der Verarbeitungsprozesse nur zu kurzfristig verfügbar ist, bedingt durch eine langsame Aktivierung *und* einen frühen Zerfall (Haarmann & Kolk, 1994). Sicherlich bedarf diese Interpretation einer weiteren empirischen Überprüfung, der Ansatz zeitlicher Beschränkungen als Ursache für die agrammatischen Beeinträchtigungen erscheint jedoch verfolgenswert, denn er thematisiert einen in der Aphasieforschung bislang kaum berücksichtigten Faktor, der der Variabilität der aphasischen Leistungen möglicherweise Rechnung tragen kann. Interessant wäre in diesem Zusammenhang darüber hinaus vor allem die Beantwortung der Frage, ob die zeitlichen Beschränkungen ausschließlich die

Verarbeitung syntaktischer Information betreffen oder ob sie die Verarbeitung sprachlicher Information generell (vgl. Hagoort, 1990) oder möglicherweise sogar die Verarbeitung nicht-sprachlicher Information prägen.

2.4. Wernicke-Aphasie und Paragrammatismus

Die Forschung zum Paragrammatismus der Wernicke-Aphasiker fristet im Gegensatz zum lebhaften Forschungsinteresse am Agrammatismus ein regelrechtes Schattendasein. Dies spiegelt sich sowohl in einer vergleichsweise geringen Menge von gezielten Untersuchungen zu syntaktischen Fähigkeiten von Wernicke-Aphasikern wider als auch in einem sehr viel kleineren Angebot von Erklärungsansätzen zum Paragrammatismus, die zudem weniger präzise ausgearbeitet sind als die zum Agrammatismus. Dieses weitgehende Ignorieren der Wernicke-Aphasie im Rahmen der Diskussion syntaktischer Störungen in der Aphasie ist nicht zu vertreten, denn bislang liegen kaum Hinweise auf qualitative Unterschiede bezüglich syntaktischer Leistungen zwischen Broca- und Wernicke-Aphasikern vor.

2.4.1. Empirische Befunde

Genauere Analysen der Äußerungen von Wernicke-Aphasikern zeigen einen auffälligen Anteil von falschen Verwendungen von Funktionswörtern und Flexionsendungen, aber auch von Auslassungen von Funktionswörtern (Blanken, Dittmann, Haas & Wallesch, 1987; Butterworth & Howard, 1987; Butterworth, Panzeri, Semenza & Ferreri, 1990). Die gleichen Phänomene wurden auch beim lauten Lesen (Ellis, Miller & Sin, 1983) und beim Schreiben (Martin & Blossom-Stach, 1986) beobachtet. Gleason, Goodglass, Obler, Green, Hyde & Weintraub (1980) fanden, daß Wernicke-Aphasiker in ihren Äußerungen weniger verschiedene syntaktische Konstruktionen verwenden als normale Sprecher. Blanken et al. (1987) zeigten, daß Wernicke-Aphasiker zwar komplexe hypotaktische und parataktische Konstruktionen verwenden, die Satzlänge in ihren Äußerungen jedoch gegenüber nicht-aphasischen Sprechern deutlich reduziert war. Zudem produzierten die untersuchten Wernicke-Aphasiker wesentlich mehr Satzfragmente und Satzverschränkungen als die nicht-aphasischen Sprecher. Martin und Blossom-Stach (1986) beobachteten bei dem von ihnen untersuchten Wernicke-Aphasiker insbesondere Probleme in der Produktion von Relativ- und Passivsätzen.

In Satz-Bild-Zuordnungsaufgaben, die das syntaktische Verständnis überprüfen sollen, schneiden Wernicke-Aphasiker im allgemeinen schlechter ab als Broca-Aphasiker, zeigen aber gleiche Leistungsmuster, d.h., auch sie machen mehr Fehler bei semantisch reversiblen gegenüber irreversiblen Sätzen, bei Passiv- gegenüber Aktivsätzen, bei topikalisierten gegenüber kanonischen Sätzen (Friederici & Graetz, 1987; Heeschen, 1980; Kolk & Friederici, 1985). Die insgesamt schlechteren Leistungen der Wernicke-Aphasiker sind kaum allein auf deren größere Wortverständnisschwierigkeiten zurückzuführen, da sie auch häufiger als die Broca-Aphasiker syntaktische Ablenker wählen (Heeschen, 1980). Aufgaben zu Grammatikalitätsurteilen wurden mit Wernicke-Aphasikern kaum durchgeführt. Die wenigen vorliegenden Befunde zeigen jedoch, daß die Wernicke-Aphasiker auch mit diesem Aufgabentyp Probleme haben (Grossman & Haberman, 1982). In die für die Broca-Aphasiker beschriebenen on-line-Aufgaben mit grammatischen bzw. ungrammatischen Sätzen wurden nur in zwei Fällen paragrammatische Patienten einbezogen (Blumstein et al., Friederici et al., 1992). Dabei zeigten die Paragrammatiker eher eine geringere Sensitivität gegenüber Grammatikalitätverletzungen als die Broca-Aphasiker. Friederici (1983) fand in der bereits erwähnten Worterkennungsaufgabe im Satzkontext bei Wernicke-Aphasikern zwar nicht so stark verzögerte Latenzen für die Funktionswörtern wie bei den Agrammatikern, aber auch die Wernicke-Aphasiker zeigten nicht das Muster der normalen Probanden, sondern gleich lange Reaktionszeiten für Inhalts- und Funktionswörter.

Lediglich die Ergebnisse einer Arbeit können als Evidenz für erhaltene syntaktische Verarbeitungsmechanismen bei Wernicke-Aphasikern interpretiert werden. Von Stockert und Baader (1976) führten eine Aufgabe durch, in der aus vorgegebenen Konstituenten Sätze konstruiert werden sollten.

Während die Broca-Aphasiker die Sätze in erster Linie nach Plausibilitätserwägungen bildeten, beachteten die Wernicke-Aphasiker weitaus stärker die
Kasusmarkierungen der vorgegebenen Konstituenten.

2.4.2. Erklärungsansätze

In den empirischen Untersuchungen zeigen sich also auch bei den Wernicke-
Aphasikern Hinweise auf syntaktisch bedingte Beeinträchtigungen. Trotzdem
ist der Status des Paragrammatismus als Ausdruck einer spezifischen, die
Verarbeitung syntaktischer Information betreffenden Störung umstritten. Die
bisher vorgelegten Ansätze zum Paragrammatismus befassen sich in erster
Linie mit der Frage, welche Komponente innerhalb des Sprachverarbeitungssystems für die paragrammatischen Erscheinungen verantwortlich ist. Die hier
relevanten Ansätze lassen sich in drei Gruppen einteilen: Paragrammatismus
als Folge der lexikalischen Probleme der Wernicke-Aphasiker, Paragrammatismus als syntaktisches Defizit, Paragrammatismus als Folge der Störung von
Kontrollmechanismen.

2.4.2.1. Lexikalische Störung

Obwohl in der Literatur immer wieder auf die Möglichkeit einer ursächlichen
Verknüpfung von paragrammatischen Erscheinungen und lexikalischen
Beeinträchtigungen hingewiesen wird (z.B. Blanken et al., 1987; Butterworth
& Howard, 1987; de Villiers, 1978; Ellis et al., 1983; Heeschen, 1985), findet
sich kein wirklich ausgearbeiteter Ansatz, der diesen Zusammenhang auf der
Grundlage eines Lexikonmodells spezifizieren würde. Zur Überprüfung der
These eines solchen Zusammenhangs ist es sicherlich sinnvoll, zwischen den
im Paragrammatismus beobachteten konstruktiven Besonderheiten und den
Besonderheiten im Umgang mit Flexionsformen und Funktionswörtern zu
differenzieren. De Villiers (1978) vermutet, daß Substitutionen von
Flexionsformen ebenso wie semantische und phonematische Paraphasien

Ausdruck einer falschen Auswahl lexikalischer Elemente sind. Für ihre These spricht, daß die Autorin in einem größeren Korpus spontaner Äußerungen flüssig sprechender Aphasiker eine positive Korrelation zwischen Substitutionen von verschiedenen Inhaltswörtern und der Menge von Flexionsfehlern fand. Dieser Befund konnte allerdings von Butterworth und Howard (1987) nicht bestätigt werden. In die gleiche Richtung gehen Überlegungen von Bates und Wulfeck (1989). Die Autorinnen gehen von einem gemeinsamen Lexikon für Inhaltswörter, Funktionswörter und flektierte Wortformen aus, das neben den Stammformen auch alle Flexionsformen eines Paradigmas enthält. Zugriffsschwierigkeiten auf Einträge dieses Lexikons, deren Ursachen noch zu klären wären, könnten also prinzipiell die verschiedenen Elemente in gleicher Weise betreffen. Geht man davon aus, daß die lexikalischen Selektionsprobleme bei Wernicke-Aphasikern semantisch bedingt sind (Goodglass & Baker, 1976; Zurif, Caramazza, Myerson & Galvin, 1974; zu verschiedenen Möglichkeiten der Spezifikation dieser These s. Kelter, 1990), so ist zu fragen, ob die Art der Substitutionen von Funktionswörtern und Flexionsendungen bei Wernicke-Aphasikern ebenfalls semantisch bedingt sein könnten (Friederici, 1982; Martin & Blossom-Stach, 1986). Hinweise darauf finden sich bei Friederici (1982).

Auf konstruktiver Seite könnten sicherlich Verstöße gegen Subkategorisierung und Selektionsbeschränkungen als Ausdruck eines lexikalischen Defizits angesehen werden. Auch Satzfragmente und Satzabbrüche können als Folge von Wortfindungsstörungen und einer dadurch bedingten Aufgabe oder Änderung der Äußerungsintention interpretiert werden (Blanken et al., 1987, Heeschen, 1985). Offensichtlich beschränken sich die beobachteten konstruktiven Besonderheiten jedoch nicht auf diese Phänomene (Heeschen, 1985, Martin & Blossom-Stach, 1986).

2.4.2.2. Syntaktische Störung

Die Annahme, daß der Paragrammatismus ein zugrundeliegendes syntaktisches Defizit reflektiert, wurde in der jüngeren Literatur am explizitesten von

Heeschen (1985) vertreten. Für syntaktische Ursachen des Paragrammatismus spricht nach Heeschen, daß eine Reihe der konstruktiven Besonderheiten, die in den Äußerungen von Wernicke-Aphasikern zu beobachten sind, nicht mit lexikalischen Problemen zu erklären sind. Heeschen nennt in diesem Zusammenhang insbesondere Satzverschränkungen, den Gebrauch von zwei flektierten Verben in einem Satz sowie die auch von Martin und Blossom-Stach (1986) bei dem von ihnen untersuchten Wernicke-Aphasiker häufig beobachteten Verstöße gegen Wortstellungsregularitäten. Aufgrund der oben berichteten parallelen Leistungen von Agrammatikern und Paragrammatikern in Satzverständnis- und anderen rezeptiven Aufgaben und - wie Heeschen zeigt - auch in restringierten Sprachproduktionsaufgaben, vermutet der Autor, daß das zugrundeliegende syntaktische Defizit bei Agrammatikern und Paragrammatikern identisch ist. Die massiven Unterschiede in der Spontansprache zwischen diesen beiden Patientengruppen führt Heeschen darauf zurück, daß die Spontansprache von Agrammatikern stark von Strategien zur Vermeidung syntaktischer Schwierigkeiten geprägt ist, die das Fehlen komplexer Strukturen und grammatischer Morpheme bedingen. Im Paragrammatismus zeigen sich dagegen die syntaktischen Schwierigkeiten weitaus offener.

Nach diesem Ansatz ist eine grundsätzliche Unterscheidung zwischen Agrammatismus und Paragrammatismus nicht zu rechtfertigen. Es wäre zu fragen, inwieweit die für den Agrammatismus ausgearbeiteten Erklärungsansätze auf den Paragrammatismus übertragbar sind. Dazu muß jedoch zunächst nach weiteren Hinweise auf Unterschiede bzw. Gemeinsamkeiten auch in sprachproduktiven Leistungen von Broca- und Wernicke-Aphasikern geforscht werden.

2.4.2.3. Störung von Kontrollmechanismen

Im Bereich der aphasischen Sprachproduktion wurde insbesondere von Butterworth und Mitarbeitern (Butterworth & Howard, 1987; Butterworth et al., 1990) die Auffassung vertreten, daß die paragrammatischen Fehlleistungen von Wernicke-Aphasikern weder auf einer Störung spezifisch lexikalischer

noch auf einer Störung spezifisch syntaktischer Verarbeitungsprozesse beruhen, sondern auf einer Störung der Prozesse, die die Ergebnisse der Sprach-
produktionsprozesse auf formale und inhaltliche Adäquatheit überprüfen.
Wesentliche Voraussage dieses Ansatzes ist die These, daß die paragrammatischen Fehler sich qualitativ nicht von den Versprechern nicht-aphasischer
Sprecher unterscheiden. Bei paragrammatischen Sprechern sind lediglich
höhere Fehlerzahlen als bei gesunden Sprechern zu erwarten, da fehlerhafte
Äußerungen den Kontrollmechanismus häufiger "unbeanstandet" passieren.
Evidenz für ihre These sehen Butterworth und Mitarbeiter in den Ergebnissen
einer Analyse paragrammatischer Fehler von Wernicke-Aphasikern und nicht-
aphasischen Sprechern, in der sie keine qualitativen sondern lediglich quantitative Unterschiede in den auftretenden Fehlleistungen fanden.

Nach Modellvorstellungen von Levelt (1983, 1989) erfolgt diese Kon-
trollprozedur in normalen Sprachverarbeitungssystem nicht über einen aufga-
benspezifischen Monitor, sondern über das Sprachverständnissystem. Ist das
Sprachverständnissystem tatsächlich in diese Kontrollprozeduren involviert,
sollten Störungen des Sprachverständnisses über die daraus resultierende
Störung des Kontrollprozesses also auch Auswirkungen auf die Sprachproduktion haben. Fehlerhafte Äußerungen werden durch die Störung des
Sprachverständnissystems häufiger als bei nicht-aphasischen Sprechern nicht
als solche erkannt und werden unkorrigiert produziert. Diese Hypothese für
die paragrammatischen Beeinträchtigungen der Wernicke-Aphasiker erscheint
zunächst sehr plausibel, da Wernicke-Aphasiker in den meisten Fällen auch
erhebliche Beeinträchtigungen des Sprachverständnisses zeigen. Sie sagt eine
Korrelation des Ausmaßes sprachrezeptiver und sprachproduktiver Beeinträchtigungen voraus, für die es bislang jedoch keine eindeutige Evidenz gibt
(Butterworth & Howard, 1987; Schlenck, Huber & Willmes, 1987).

Butterworth und Howard (1987) schlagen deshalb eine Störung pro-
duktionsinterner Kontrollmechanismen vor, die unabhängig vom Sprachverständnissystem sind. Zur Überprüfung dieser Hypothese sind aber sicherlich
weitere gezielte Untersuchungen notwendig. Zumindest wäre nachzuweisen,
daß paragrammatische Fehler sich wirklich nicht von nicht-aphasischen Versprechern unterscheiden, was nicht eindeutig belegt ist (Blanken et al., 1987).

3. Untersuchungsmethoden der Sprachproduktion

Obwohl die Ergebnisse der an der Sprachproduktion beteiligten Wissenskomponenten und Prozesse als sprachliche Äußerungen direkt beobachtbar sind, geben diese nicht unbedingt Auskunft über die zugrundeliegenden Planungs- und Verarbeitungsmechanismen bzw. in der Aphasie über funktionale Ursachen einer zu beobachtenden Abweichung. Gerade Äußerungen aus wenig restringierten Gesprächskontexten sind geprägt von einer Vielzahl sprachlicher, psychischer und sozialer Faktoren, deren Differenzierung erhebliche Probleme bereitet (Butterworth, 1980a). Trotzdem sind neben Sprachbeschreibungsansätzen aus der theoretischen Linguistik Beobachtungen des spontanen sprachlichen Verhaltens eine der wichtigsten Quellen für die psycholinguistische Modellbildung der Sprachproduktion. Als besonders aufschlußreich hat sich in diesem Zusammenhang außer der Untersuchung aphasischer Sprachstörungen auch die Analyse von Verzögerungsphänomenen und Versprechern in den Äußerungen normaler Sprecher erwiesen (z.B. Butterworth, 1980b; Fromkin, 1971, Goldman-Eisler, 1968; Garrett, 1980). Allerdings werden die Analysen spontanen Verhaltens häufig durch experimentelle Untersuchungen ergänzt. Gegenüber Analysen von Spontansprache haben experimentelle Verfahren den Vorteil, daß spezifische Fragestellungen sehr viel gezielter untersucht werden können und die Rolle verschiedener Einflußfaktoren kontrolliert werden kann.

3.1. Spontansprachanalyse

Viele Befunde zu syntaktischen Besonderheiten aphasischer Sprachproduktion entstammen Analysen größerer Corpora spontaner bzw. leicht gelenkter

50

Äußerungen einzelner (z.B. Kolk et al., 1985; Nespoulous et al., 1988) oder von nach bestimmten Klassifikationskriterien zu Gruppen zusammengefaßten Patienten (z.B. de Villiers, 1978; Wagenaar, Snow & Prins, 1975). Typischerweise sind dies Äußerungen, die in Interviews, wie sie beispielsweise Teil des AAT zur Einschätzung der Spontansprache des Patienten sind, erhoben wurden. In den meisten Fällen werden dabei Fragen nach Krankengeschichte, derzeitigem Befinden, Beruf, familiären Verhältnissen und typischem Tagesablauf in der Klinik gestellt. Auch das Nacherzählen einer als bekannt vorausgesetzten Geschichte, z.B. des Rotkäppchenmärchens, wird in vielen Arbeiten zur Spontansprache gezählt und gemeinsam mit Äußerungen aus Interviews ausgewertet (Miceli, Silveri, Romani & Caramazza, 1989; Nespoulous et al., 1988). Zwar ermöglichen Analysen der Spontansprache die Erfassung verschiedener Phänomene am gleichen Datenmaterial und sind unerläßlich für eine erste Beschreibung von Besonderheiten aphasischer Äußerungen, für eine gezielte Untersuchung der Verwendung verschiedener sprachlicher Elemente oder Konstruktionen sind sie jedoch nur eingeschränkt brauchbar (vgl. Heeschen, 1985).

In Analysen spontaner aphasischer Äußerungen wird im allgemeinen ein Vergleich mit standardsprachlichen Äußerungen durchgeführt, um festzustellen, welche Elemente unterrepräsentiert sind oder falsch verwendet werden. Zur Ermittlung der standardsprachlichen Äußerung muß der Forscher zwei Rekonstruktionsschritte machen. Er muß zunächst aus der Äußerung des Patienten und dem Gesprächskontext herauszufinden versuchen, was der Patient eigentlich sagen wollte, d.h., welche Mitteilungsintention er versuchte, sprachlich auszudrücken. Gelingt dem Forscher dieser erste Schritt, was bei den Äußerungen schwerer gestörter Patienten nicht immer möglich ist (vgl. die Diskussion bei de Villiers, 1978), muß er die wahrscheinlichste sprachliche Formulierung für diese Mitteilungsintention unter Bezugnahme auf die vorhandenen Äußerungsfragmente ermitteln. Häufig sind Mitteilungsintention, Gesprächskontext und Äußerung des Patienten jedoch mit verschiedenen Zielformulierungen vereinbar, so daß der Forscher letztendlich eine willkürliche Entscheidung hinsichtlich der Zielformulierung treffen muß. Durch diese

Entscheidungen können jedoch Analyseergebnisse nachhaltig beeinflußt werden, wie das folgende Beispiel aus dem eigenen Corpus deutlich macht:

Untersucher: Herr S. / ?sagen Sie mir nochmal wann das war mit ihrem Schlaganfall?

Patient: vier Jahre

Aus dem Gesprächskontext läßt sich als wahrscheinliche Mitteilungsintention des Patienten ermitteln, daß sein Schlaganfall vier Jahre zurückliegt. Unterstellt man diese Mitteilungsintention, lassen sich mindestens drei verschiedene Zielformulierungen konstruieren, die sowohl mit der Mitteilungsabsicht als auch mit der Patientenäußerung kompatibel sind:

1. Vier Jahre sind es her.

2. Es war vor vier Jahren.

3. vor vier Jahren

Alle drei Formulierungen wären als adäquate Antwort des Patienten auf die Frage des Untersuchers anzusehen. Wie soll also der Forscher entscheiden, welche Formulierung der Patient beabsichtigte? Solche Entscheidungen werden bei der Bestimmung von Auslassungsraten für grammatische Morpheme jedoch getroffen (vgl. Kolk et al., 1985) und gerade hier kann die getroffene Entscheidung das Analyseergebnis stark beeinflussen. Beim Vergleich der Patientenäußerung im obigen Beispiel mit den rekonstruierten möglichen Zieläußerungen würde man schon auf drei unterschiedliche Ergebnisse stoßen, wobei noch nicht einmal alle Möglichkeiten berücksichtigt sind. Zieht man die erste rekonstruierte Zieläußerung als Vergleichsgrundlage für die Patientenäußerung heran, ergäbe sich die Auslassung eines Pronomens, einer Copula und eines Adverbs. Vergleicht man die Patientenäußerung mit der zweiten rekonstruierten Zielformulierung, würden ein Pronomen, eine Copula, eine Präposition und eine Kasusmarkierung fehlen. Im Vergleich zur elliptischen Form der dritten rekonstruieren Zielformulierung fehlten in der Patientenäußerung lediglich die Präposition und die Kasusmarkierung. Kommen solche Fälle in einem größeren Textkorpus häufiger vor, so ist die Gültigkeit der daraus gewonnenen Analyseergebnisse mehr als zweifelhaft.

An dieser Stelle ist zu fragen, ob es überhaupt in jedem Fall sinnvoll ist, anhand der Äußerungsfragmente der Patienten eine volle Satzform zu rekonstruieren. Kolk und Heeschen (Heeschen, 1985; Kolk, 1987; Kolk & van Grunsven, 1985) führen überzeugende Argumente dafür an, daß die telegrammartigen Äußerungen agrammatischer Sprecher nicht vom gestörten syntaktischen System erzeugt wurden, sondern von einem speziellen Register zur Fomulierung elliptischer Äußerungen, das auch nicht-aphasische Sprecher in bestimmten Äußerungskontexten verwenden und das im Agrammatismus ungestört ist. Daraus folgt, daß die Zieläußerung zumindest beim Telegrammstilsprecher gar keine vollständige Äußerung ist, sondern eine elliptische. Ein Vergleich dieser Äußerung mit einer rekonstruierten vollen Form, würde danach keine Schlüsse auf die Art der Störung des "normalen" syntaktischen Systems zulassen, sondern höchstens Aussagen über Besonderheiten des elliptischen Systems gegenüber dem "normalen" syntaktischen System erlauben.

Saffran, Berndt und Schwartz (1989) schlagen vor, nicht Auslassungen als Beschreibungskriterien aphasischer Sprache zu verwenden, sondern die Verwendung bestimmter Wortklassen und sprachlicher Konstruktionen. Auf diese Weise werden zwar die angesprochenen Interpretationsprobleme vermieden, aber auch dieses Verfahren ist gegenüber kompensatorischen Reaktionen hilflos.

Das Problem, daß die Mitteilungsintention des Patienten seinen Äußerungsfragmenten nicht immer klar zu entnehmen ist, kann unter Umständen sogar zu systematischen Fehlern in den Analyseergebnissen führen. Dies trifft gerade für die in der vorliegenden Arbeit besonders interessierenden Auslassungen von Flexionsendungen zu, da die Möglichkeit, die Auslassung einer Flexionsendung festzustellen, mit der kontextuellen Abhängigkeit der Flexionsendung korreliert (vgl. de Villiers, 1978). Gesetzt den Fall die folgende, zwar konstruierte, aber als Äußerung eines Telegrammstilsprechers durchaus denkbare Äußerung soll in Hinblick auf Auslassungen von Flexionsendungen analysiert werden:

"gestern groß Schwester gekommen"

In der Äußerung fällt zunächst das Fehlen der Adjektivendung auf, die in diesem Kontext, d.h., bei attributivem Gebrauch des Adjektivs, obligatorisch ist. Darüber hinaus besteht aber auch die Möglichkeit einer fehlenden Flexionsendung am Substantiv, nämlich einer Pluralmarkierung. Ob der Patient hier tatsächlich eine Singular- oder eine Pluralform intendierte ist dem sprachlichen Kontext in dieser isolierten Äußerung jedoch nicht zu entnehmen. Diese Unterschiede in der kontextuellen Determination verschiedener Flexionsendungen könnten zu einer systematischen Unterschätzung bestimmter Fehlertypen führen.

3.2. Experimentell gelenkte Sprachproduktion

3.2.1. Bildbeschreibungen

In Bildbeschreibungsaufgaben soll der Patient eine Situationsabbildung oder eine Folge von mehreren Bildern mit einem Satz oder einem kurzen Text beschreiben (z.B. Bates et al., 1983; Bates et al., 1987a; Feyereisen, 1984; Saffran, Schwartz & Marin, 1980b). Die Analyse von mit dieser Methode erhobenen Äußerungen hat gegenüber der Analyse spontaner Äußerungen zwei Vorteile: einerseits kann die Mitteilungsintention des Patienten von vornherein stärker eingegrenzt werden, andererseits weichen gerade Patienten mit vornehmlich telegrammartigen Äußerungen in der Spontansprache in solchen Aufgaben häufig von ihrem Telegrammstil ab. So fand beispielsweise Heeschen (1985) einen deutlich höheren Anteil der Verwendung von Funktionswörtern in Äußerungen aus Bildbeschreibungen gegenüber spontanen Äußerungen agrammatischer Patienten. Dieses Phänomen ist auch deutlich im AAT zu bemerken. Patienten, die in der Spontansprache vornehmlich den Telegrammstil verwenden, benutzen bei der Bildbeschreibungsaufgabe häufig sehr viel komplexere Formulierungen mit mehr grammatischen Morphemen aber auch mehr Fehlern (Bayer, de Bleser, & Dronsek, 1987).

Durch die bessere Kontrollierbarkeit der Mitteilungsabsicht wird ein Teil der die Spontansprachanalyse beeinflussenden Interpretationsprobleme vermieden. Allerdings können auch bei der Analyse dieser Äußerungen noch erhebliche Entscheidungsprobleme bezüglich der Zielformulierung des Patienten auftreten. Dies belegt ein Beispiel aus einer Untersuchung von Saffran, Schwartz und Marin (1980b). In dieser Studie sollten agrammatische Patienten Situationsbilder mit einem Satz beschreiben. Selbst in dieser restringierten Aufgabenstellung war die vom Patienten beabsichtigte Formulierung häufig nicht eindeutig zu identifizieren:

> "thus, for example, an agrammatic response like "The wagon is pull the boy" could conceivably represent a morphologically unmarked passive ("The wagon is pull(ed) (by) the boy") rather than the active voice present progressive ("The wagon is pull (ing) the boy"). In scoring such a response for a picture of a boy pulling a wagon, do we assume that the agrammatic speaker intended to produce a passive sentence, in which case the word order is appropriate to the semantics, or should we assume that the active voice was intended, in which case the order of the NP's is incorrect." (Saffran et al., 1980b: 265-266)

Dieses Problem kann unter Einbeziehung einer nicht-aphasischen Kontrollgruppe, die ebenfalls die Aufgabe erhält, die Bilder mit einem Satz zu beschreiben, zumindest abgeschwächt werden. In diesem Fall kann die von den normalen Sprechern meistgewählte Formulierung als die wahrscheinlichste Zielformulierung auch für die Patienten angesehen werden, wenn andere Hinweise aus der Äußerung des Patienten keine andere Entscheidung nahelegen. Allerdings kann man im Einzelfall auch unter Einbeziehung von Daten gesunder Sprecher nicht mit letzter Sicherheit, sondern nur mit einer gewissen Wahrscheinlichkeit die vom Patienten beabsichtigte Formulierung bestimmen.

Gelegentlich werden auch Aufgaben verwendet, in denen der Patient ein Bild anhand einer Reihe von vorgegebenen Wortkärtchen, die zu einem Satz zusammengelegt werden sollen, beschreiben soll (Kolk & van Grunsven, 1985; Saffran et al., 1980b). Diese Aufgabenstellung hat den Vorteil, keine mündlich-sprachliche Reaktion zu erfordern, die gerade Broca-Aphasikern häufig aufgrund der allgemeinen Sprachanstrengung schwer fällt. Sie kann jedoch fast ausschließlich für die Überprüfung der Einhaltung von Wortstellungsregularitäten verwendet werden, wobei allerdings durch die Arbeit mit Wortkärtchen auch rezeptive Beeinträchtigungen die Leistungen mitbestimmen können.

3.2.2. Lückensatzaufgaben

Besser als bei Bildbeschreibungsaufgaben lassen sich Interpretationsprobleme in Hinblick auf die Zielformulierung und der Einfluß von Vermeidungsstrategien wie dem Telegrammstil durch die Vorgabe sogenannter Lückensätze umgehen. Hierbei werden den Patienten Sätze oder kurze Texte vorgegeben, in denen ein Wort (z.B. "It rains pretty often around here. It did rain last night. Last night, it ..."; Beispiel aus Goodglass & Berko, 1960) oder auch nur eine Flexionsendung fehlt (z.B. "Ein... alt... Zauberer sieht einen bösen Zwerg"; Beispiel aus de Bleser & Bayer, 1988). Der Patient hat die Aufgabe, das fehlende sprachliche Element zu ergänzen.

Gerade die Verwendung grammatischer Morpheme kann mit dieser Methode sehr viel zielgerichteter untersucht werden als mit Bildbeschreibungsaufgaben. Die Satzkontexte können so konstruiert werden, daß ausschließlich das den Forscher interessierende Element eine adäquate Ergänzung des Textes darstellt. Auf diese Weise kann sehr direkt die Verfügbarkeit einzelner grammatischer Morpheme überprüft und verglichen werden. Diese Methode hat zudem für die Untersuchung von Broca-Aphasikern erhebliche Vorteile, da im allgemeinen nur die Produktion sehr kurzer sprachlicher Äußerungen als Antwort erforderlich ist. Der Einfluß bestimmter Strategien zur Reduktion der Sprachanstrengung sollte daher sehr gering sein.

Aber wie alle anderen Methoden hat auch diese ihre Nachteile. Zum Teil ist die Konstruktion relativ komplexer Kontexte notwendig, um das Zielwort als obligatorische Ergänzung des Lückensatzes einzugrenzen. Dies hat zur Folge, daß zur Lösung der Aufgabe nicht unerhebliche Anteile an Sprachverständnisleistungen erforderlich sind. Es ist daher häufig nicht zu klären, welche Ergebnisse auf rezeptiven und welche auf produktiven Störungen beruhen. Insbesondere sind Leistungsvergleiche zwischen verschiedenen aphasischen Gruppen anhand dieser Aufgabenstellung problematisch, da Wernicke-Aphasiker im allgemeinen ein stärker gestörtes Sprachverständnis haben als Broca-Aphasiker.

3.2.3. Beantwortung von Fragen

Eine weitere Untersuchungsmethodik stellen Aufgabenstellungen dar, in denen der Proband eine Frage zu einem vorher dargebotenen kurzen Text (Gleason, Goodglass, Green, Ackerman & Hyde, 1975) oder einem Satz (Goodglass & Hunt, 1958) beantworten soll. Die Antwort auf die Frage kann entweder eine logische Fortführung des Textinhaltes erfordern, wie dies in den Aufgaben von Gleason et al. (1975) der Fall war (z.B. "A baby has a toy. I take the toy away. What happens?" erwartete Antwort: "The baby cries") oder sich wie bei Goodglass und Hunt (1958) direkt auf Informationen aus dem vorgegebenen Satz beziehen (z.B. "My sister lost her gloves. What did she loose?").

Durch die Konstruktion des vorgegebenen Textes und die Art der gestellten Frage kann die erwartbare Antwort sehr stark eingeschränkt werden. Allerdings sollten die Annahmen des Forschers bezüglich der wahrscheinlichsten Antwortformulierung auch in dieser Aufgabenstellung zunächst an einer Gruppe gesunder Probanden überprüft werden. Oft sind trotz des Versuchs einer starken Eingrenzung noch verschiedene Antwortformulierungen möglich. Im oben genannten ersten Beispiel wären beispielsweise "The baby begins to cry" oder "The baby wants its toy back" sicherlich auch adäquate Antworten. Durch die zusätzliche Vorgabe des Anfangs der gewünschten Antwort können mit dieser Aufgabenstellung auch Konstruktionen elizitiert werden, die spontan kaum auftreten und die auch in Bildbeschreibungen nur schwer zu provozieren sind. Dies gilt beispielsweise für Passivsätze, die Gleason et al. (1975) in ihrer Untersuchung auf diese Weise einbezogen (z.B. "A man was walking on the railroad tracks. A train came along. The man didn't hear it. What happened to him? The man ..." erwartete Antwort: "was hit by the train"). Diese stärkere Lenkbarkeit der Antwort ist sicherlich ein Vorteil dieser Aufgabenstellung gegenüber der freien Bildbeschreibung. Ihr Nachteil liegt aber wiederum darin, daß größere Sprachverständnisleistungen erforderlich sind, um die Aufgabe zu erfüllen. Alle angesprochenen Probleme der Interpretation von Leistungen bei Lückensatzaufgaben gelten also analog auch für diese Aufgabenstellung.

3.2.4. Nachsprechen und lautes Lesen

Zur Untersuchung morphosyntaktischer Fähigkeiten dienten teilweise auch Reproduktionsaufgaben von verbal-auditiven oder verbal-visuellen Stimuli, d.h., Nachsprechen eines auditiven sprachlichen Reizes oder Vorlesen eines schriftlich dargebotenen Stimulus. Dabei wurden entweder die Reproduktion ganzer Sätze (Goodglass, Fodor & Schulhoff, 1967; Goodglass & Mayer, 1958; Nespoulous et al., 1988), die Reproduktion isolierter Funktionswörter (Nespoulous et al., 1988) oder die Reproduktion isolierter flektierter Wortformen (Caramazza, Berndt, Basili & Koller, 1981; Miceli & Caramazza, 1988) überprüft.

Diese Aufgabenstellungen eignen sich deshalb auch zur Überprüfung sprachproduktiver Fähigkeiten, da beim Nachsprechen und lauten Lesen die gleichen Fehler auftreten wie in sonstigen Äußerungen. Es werden beispielsweise beim Nachsprechen von Sätzen Funktionswörter ausgelassen (Goodglass & Mayer, 1958; Goodglass et al., 1967) oder flektierte Wortformen durch andere des Paradigmas ersetzt (Miceli & Caramazza, 1988). Leider ist auch bei dieser Aufgabenstellung der Einfluß etwaiger rezeptiver Beeinträchtigungen schwer einschätzbar.

3.3. Zusammenfassung

Die Übersicht über die Methoden, die zur Untersuchung aphasischer Sprachproduktion herangezogen werden, zeigt eine Vielzahl verschiedener Techniken zur Elizitierung von Äußerungen, die teilweise auch nebeneinander in den gleichen Untersuchungen verwendet wurden. Die verschiedenen Methoden unterscheiden sich in erster Linie im Grad der Steuerung der vom Patienten zu produzierenden sprachlichen Form. Hier reicht die Bandbreite von der nahezu ungelenkten Spontansprache bis zum maximal gelenkten Nachsprechen und lauten Lesen.

Der Vorteil stärker gelenkter Aufgabenstellungen besteht darin, daß der Einfluß von besonders die Spontansprache prägenden Sprachstrategien vergleichsweise gering gehalten werden kann. Zudem sind die Interpretationsprobleme bezüglich der Mitteilungsintention und der vom Sprecher beabsichtigten sprachlichen Form bei gelenkten Äußerungen kleiner als bei spontanen Äußerungen. Demgegenüber wächst mit dem Grad der Lenkung jedoch das Maß an Sprachverständnisfähigkeiten, das zur Lösung einer Aufgabe notwendig ist. Dies kann dazu führen, daß bei beobachteten Minderleistungen nicht eindeutig zu interpretieren ist, ob diese auf produktiven oder auf rezeptiven Beeinträchtigungen beruhen.

Da alle vorgestellten Methoden ihre Vor- und Nachteile haben, kann nicht grundsätzlich für die Anwendung der einen oder der anderen Untersuchungstechnik plädiert werden. Welche Methode zur Untersuchung einer Fragestellung am besten geeignet ist, muß sicherlich von Fall zu Fall entschieden werden. Allgemein kann man jedoch festhalten, daß Spontansprachdaten eine reichhaltige Informationsquelle über den gesamten Phänomenbereich aphasischer Sprachproduktion darstellen, deren Analyse für eine erste Hypothesenbildung unerläßlich ist. Zur Überprüfung spezifischer Fragestellungen, wie z.B. der Fähigkeit zur Bildung bestimmter Konstruktionen, sind jedoch gezielte Untersuchungen mit lenkenden Aufgabenstellungen die geeignetere Methodik.

4. Empirische Befunde zur Produktion grammatischer Morpheme bei Broca- und Wernicke-Aphasikern

Im folgenden werden Gemeinsamkeiten und Unterschiede in der Produktion grammatischer Morpheme, insbesondere von Flexionsendungen, bei Broca- und Wernicke-Aphasikern näher untersucht. Wie in Kapitel 2 beschrieben, werden die Besonderheiten im Umgang mit grammatischen Morphemen im allgemeinen als Symptome der beiden umfassenderen Störungsbilder, Agrammatismus und Paragrammatismus, betrachtet. Trotzdem erscheint eine Herauslösung und isolierte Betrachtung dieses Gegenstandsbereichs aus zwei Gründen gerechtfertigt. Zum einen sind morphosyntaktische Auffälligkeiten und die übrigen, dem Agrammatismus zugeschriebenen konstruktiven Besonderheiten, wie z.b. die reduzierte Phrasenlänge, nicht notwendigerweise miteinander assoziiert (Miceli et al., 1983; Saffran et al., 1980a). Einige Autoren vermuten denn auch, daß die morphosyntaktischen Besonderheiten das zentrale Defizit des Agrammatismus seien (Bates & Wulfeck, 1989; Caramazza & Berndt, 1985). Zweitens sind trotz der ansonsten gravierenden Unterschiede zwischen Agrammatismus und Paragrammatismus mit den grammatischen Morphemen in beiden Störungsbildern identische Elemente betroffen. Dies könnte auf größere Gemeinsamkeiten zwischen den beiden Störungsbildern hindeuten als auf den ersten Blick zu vermuten ist.

4.1. Untersuchungen zu Auslassungen und Substitutionen

Auslassungen grammatischer Morpheme gelten wie erwähnt als Kennzeichen einer Broca-Aphasie, falsche Verwendungen demgegenüber als Kennzeichen einer Wernicke-Aphasie (z.B Bates & Wulfeck, 1989; Goodglass & Kaplan,

60

1972; Friederici, 1982). In Abschnitt 2.3.1. wurde aber bereits darauf hingewiesen, daß sich in stärker flektierenden Sprachen auch bei Broca-Aphasikern
häufig falsche Verwendungen flektierter Wortformen finden. Es stellt sich
daher die Frage, inwieweit die Zuordnung von Auslassungen grammatischer
Morpheme zur Broca-Aphasie und die Zuordnung von falschen Verwendungen dieser Elemente zur Wernicke-Aphasie empirisch haltbar ist. Die Ergebnisse vergleichender Untersuchungen zur Produktion grammatischer Morpheme von Broca- und Wernicke-Aphasikern lassen eine solche Zuordnung
eher zweifelhaft erscheinen.

Waagenaar, Snow und Prins (1975) verglichen die in einem Interview
erhobenen spontanen Äußerungen einer Gruppe flüssig sprechender Aphasiker
mit denen einer Gruppe nicht-flüssig sprechender Aphasiker im Niederländischen. Mit einer höheren Anzahl von Satzverschränkungen, Wortfolge- und
Tempusfehlern wiesen die Äußerungen der flüssig-sprechenden Aphasiker
eher Merkmale des Paragrammatismus auf. Auch der im Verhältnis zu den
Inhaltswörtern höhere Anteil von Funktionswörtern und die selteneren
Auslassungen von Funktionswörtern in den Äußerungen der flüssig sprechenden Aphasiker gegenüber denen der nicht-flüssig sprechenden Aphasiker
entspricht der gängigen Differenzierung zwischen Agrammatismus und Paragrammatismus. Allerdings unterschieden sich die beiden Gruppen nicht in der
Häufigkeit der falschen Verwendung von Funktionswörtern. De Villiers Analyse (1978) spontaner Äußerungen von englischsprachigen Aphasikern mit
flüssigem und solchen mit nicht-flüssigem Sprechverlauf zeigte ebenfalls bei
den nicht-flüssig sprechenden Aphasikern sehr viel höhere Auslassungsraten
für Artikel und Kopulaverben als bei flüssig sprechenden Aphasikern. Falsche
Verwendungen dieser Elemente berücksichtigte die Autorin nicht.

Bates, Hamby und Zurif (1983) fanden in den Beschreibungen von
kurzen Bildergeschichten, daß englischsprachige Broca-Aphasiker insgesamt
weniger Personalpronomen, Artikel und Konjunktionen verwenden als
Wernicke-Aphasiker. Im Vergleich zu amnestischen Aphasikern fand
Feyereisen (1984) einen geringeren Anteil von Pronomen, Adverbien, flektierten Verbformen und Auxiliaren an der Gesamtwortzahl in den spontanen
Äußerungen und in Bildbeschreibungen französischsprachiger Broca-

Aphasiker. Keine signifikanten Unterschiede zeigten sich dagegen im Gebrauch von Artikeln, Präpositionen und Konjunktionen. Insgesamt gebrauchten die Broca-Aphasiker einen erhöhten Anteil an Nomen gegenüber allen anderen Wortarten (s. a. Goodglass, 1968).

Bates, Friederici & Wulfeck (1987a) fanden in einer mehrsprachigen Studie zur Artikelverwendung innerhalb von Bildbeschreibungen bei englisch-, italienisch- und deutschsprachigen Aphasikern dagegen nur relativ geringe Unterschiede zwischen Broca-und Wernicke-Aphasikern. Lediglich bei den englischsprachigen Patienten zeigten sich deutliche Unterschiede zwischen Broca- und Wernicke-Aphasikern in bezug auf Auslassungen des Artikels. Mit 74% Auslassungen bei den Broca-Aphasikern und 26% Auslassungen bei den Wernicke-Aphasikern geht dieser Unterschied in die nach der gängigen Differenzierung zu erwartende Richtung. Wesentlich geringere Unterschiede zeigten sich dagegen bei den deutschsprachigen Aphasikern. Hier lag die Auslassungsrate der Broca-Aphasiker mit 15% nur unwesentlich über der der Wernicke-Aphasiker von 10%. Die Ergebnisse für die italienischen Patienten zeigten mit Auslassungen von 23% bei den Broca- und 10% bei den Wernicke-Aphasikern etwas größere Unterschiede zwischen den Aphasiker-gruppen als bei den deutschsprachigen Patienten. Auch in bezug auf falsche Verwendungen des Artikels waren nur geringe Gruppenunterschiede zu verzeichnen. Die deutschsprachigen Broca-Aphasiker verwendeten in 16% der Fälle eine falsche Artikelform gegenüber 17% falschen Verwendungen bei den Wernicke-Aphasikern. Bei den italienischen Patienten zeigten sich insgesamt geringere Fehlerraten mit ca. 3% falschen Artikelformen bei den Wernicke- und 7,5% falschen Formen bei den Broca-Aphasikern.

Noch geringer ist die Anzahl der Untersuchungen, in denen speziell die Produktion flektierter Wortformen bei Aphasikern verschiedener Klassifika-tionen verglichen wurde. In der bereits erwähnten Untersuchung von de Villiers (1978) fanden sich in den Äußerungen der nicht-flüssig sprechenden Aphasiker mehr Auslassungen obligatorischer Flexionsendungen als in den Äußerungen der Aphasiker mit flüssigem Sprechverlauf.

Relativ geringe Unterschiede zwischen Agrammatikern und Paragram-matikern zeigte eine Lückensatzaufgabe von Bayer, de Bleser und Dronsek

(1987) im Deutschen. In der Lückensatzaufgabe sollten fehlende Flexionsendungen des indefiniten Artikels, des attributiven Adjektivs und teilweise auch des Substantivs in Nominalphrasen in verschiedenen syntaktischen Funktionen (Subjekt, Objekt, präpositionale Ergänzung, Genitivattribut) und damit auch in verschiedenen Kasus ergänzt werden. Gemessen an ihren spontansprachlichen Äußerungen offenbarten die Agrammatiker eine erstaunliche Fähigkeit, Nominalphrasen intern korrekt zu flektieren. Lediglich 8% ihrer Antworten waren inkongruent. Hier erwiesen sie sich als weniger beeinträchtigt als die Paragrammatiker, bei denen 20% der Antworten inkongruent waren. Bei den inkongruenten Antworten der Agrammatiker war jedoch häufiger das Fehlen einer Flexionsendung zu verzeichnen als bei den inkongruenten Antworten der Paragrammatiker. Insgesamt zeigten alle Patienten erhebliche Schwierigkeiten bei der Wahl des korrekten Kasus, die allerdings mit den verschiedenen Typen der Kasuszuweisung variierten. So erwiesen sich sowohl Agrammatiker als auch Paragrammatiker gegenüber der Kasuszuweisung durch eine Präposition als sensitiv, da in diesen Fällen von keinem der Patienten der Nominativ verwendet wurde. Der auffälligste Unterschied zwischen Agrammatikern und Paragrammatikern fand sich bei der Ergänzung der Flexionsendungen im Genitivattribut. Hier zeigten die Agrammatiker die geringsten Probleme, die Paragrammatiker versagten dagegen vollkommen.

Die vorliegenden Untersuchungsergebnisse stützen also nur teilweise die übliche Ansicht, daß Auslassungen und falsche Verwendungen von Funktionswörtern und Flexionsendungen charakteristisch für unterschiedliche Aphasieformen sind. Broca-Aphasiker bzw. Aphasiker mit nicht-flüssigem Sprechverlauf lassen Funktionswörter und Flexionsendungen zwar tendenziell häufiger aus bzw. gebrauchen sie seltener als Aphasiker anderer Syndrome, doch auch Wernicke- bzw. flüssig-sprechende Aphasiker lassen diese Elemente manchmal aus. Zudem finden sich bei Broca- und nicht-flüssig-sprechenden Aphasikern nicht nur Auslassungen von Funktionswörtern und Flexionsendungen, sondern auch die für Wernicke-Aphasiker als typisch erachteten falschen Verwendungen dieser Elemente. In den empirischen Untersuchungen zeigten sich bezüglich der falschen Verwendungen dieser Elemente sogar kaum Unterschiede zwischen den verschiedenen Aphasieformen (Bates et al.,

1987a; Waagenaar et al., 1975). Diese Befunde lassen Zweifel daran aufkommen, daß Auslassungen und falsche Verwendungen grammatischer Morpheme tatsächlich Ausdruck unterschiedlicher Störungsbilder sind.

Gegen diese Zweifel könnte man einwenden, daß die nur relativ geringen Unterschiede darauf beruhen, daß in den Gruppenstudien Patienten mit leicht divergierenden Störungsbildern in einer Gruppe zusammengefaßt wurden, so daß die im Prinzip bestehenden Unterschiede verwischt wurden. Die herangezogenen klinischen Kategorien sichern nicht, daß alle Patienten gleiche Symptome aufweisen (Badecker & Caramazza, 1985; Caramazza, 1984; Schwartz, 1984). So zeigen beispielsweise nicht alle Patienten, die nach einem standardisierten Klassifikationsverfahren als Broca-Aphasiker eingestuft sind, in ihren Äußerungen einen gegenüber normalen Sprechern reduzierten Anteil von Funktionswörtern und flektierten Wortformen (Saffran, Berndt & Schwartz, 1989). Inzwischen liegen jedoch eine Reihe detaillierter Einzelfallstudien an Agrammatikern verschiedener Sprachen vor, die zeigen, daß ein Nebeneinander von Auslassungen und falschen Verwendungen von Funktionswörtern und Flexionsendungen bei ein und demselben Patienten, dessen Äußerungsstruktur insgesamt als agrammatisch zu bezeichnen ist, eher die Regel als die Ausnahme darstellt (Menn, 1990; Miceli & Mazzucchi, 1990; Miceli et al., 1989; Nespoulous, Dordain, Perron, Jarema & Chazal, 1990; Nespoulous et al., 1988; Stark & Dressler, 1990).

Angesichts dieser empirischen Befunde ist zu fragen, warum sich die Differenzierung zwischen Auslassungen und falschen Verwendungen von Funktionswörtern und Flexionsendungen und die Zuordnung dieser Charakteristika zu verschiedenen Aphasieformen in der Aphasieforschung überhaupt durchsetzen und so lange halten konnte. Ein Blick in die Literatur zeigt, daß hier möglicherweise zwei sich ergänzende Faktoren eine Rolle spielen: eine Konzentration auf die Beschreibung von Äußerungen aus sehr wenig restringierten Aufgabenstellungen und eine Konzentration der Aphasieforschung auf den englischsprachigen Raum. Der Einfluß dieser beiden Faktoren wird im folgenden kurz beleuchtet.

4.1.1. Der Einfluß der Aufgabenstellung

Verschiedene Untersuchungen zeigen, daß die Tendenz zur Auslassung grammatischer Morpheme bei Broca-Aphasikern in der Spontansprache erheblich höher ist als in stärker gelenkten Aufgabenstellungen. Entgegengesetzt dazu ist das Verhältnis von falschen Verwendungen, die in gelenkten Äußerungen häufiger zu beobachten sind als in der Spontansprache.

Kolk (1987) verglich die Auslassungsraten für Funktionswörter in spontanen Äußerungen einer Gruppe niederländischer Patienten mit agrammatischer Spontansprache mit den Auslassungsraten in einer Lückensatzaufgabe. In der Spontansprache der Patienten fehlten grammatische Morpheme in durchschnittlich 40% der obligatorischen Kontexte. Demgegenüber sank die Auslassungsrate in der Lückensatzaufgabe auf durchschnittlich 9% ab. Dagegen stieg der Anteil falscher Verwendungen von Funktionswörtern von 1% in der Spontansprache auf 26% in der Lückensatzaufgabe.

Analoge Unterschiede fanden sich auch in der Untersuchung von Bayer, de Bleser und Dronsek (1987). In dieser Arbeit wurde die Spontansprache der Patienten zwar nicht näher analysiert, aber aus den Angaben der Autoren ist zu ersehen, daß in der Spontansprache der Patienten die typischen agrammatischen bzw. paragrammatischen Unterschiede auftraten, die Unterschiede in der Lückensatzaufgabe - wie berichtet - zwischen den Patienten jedoch relativ gering ausfielen. Heeschen (1985) fand, daß deutschsprachige Aphasiker mit agrammatischer Spontansprache in einer Bildbeschreibungsaufgabe ca. 20% mehr Kasusmarkierungen und Funktionswörter verwendeten als in der Spontansprache. Der Anteil der falschen Verwendungen dieser Elemente stieg von der Spontansprache zu den Bildbeschreibungen in etwa um genau diese Differenz an, so daß die Verwendung grammatischer Morpheme in den Bildbeschreibungen der agrammatischen Patienten der von paragrammatischen Patienten in ihrer Spontansprache glich.

Nach diesen Befunden scheinen sich Unterschiede zwischen Agrammatismus und Paragrammatismus - zumindest was die Verwendung von Funktionswörtern und Flexionsformen angeht - zwar in der Spontansprache recht deutlich zu zeigen, in Aufgabenstellungen, die die Sprachproduktion stärker

lenken, scheinen sich die Unterschiede dagegen zu minimieren. Diese Diskrepanz zwischen Spontansprache und experimentell gelenkter Sprachproduktion
bei Broca-Aphasikern wird von Heeschen (1985) und Kolk (1987) auf adaptative Strategien der Patienten zurückgeführt. Nach ihrer Hypothese können
Broca-Aphasiker ihre syntaktischen Schwierigkeiten umgehen, indem sie
verbale Ausdrucksformen wählen, die die für sie kritischen Elemente bzw.
Konstruktionen nicht enthalten. Die Anwendung dieser adaptativen Strategien
scheint in der Spontansprache am deutlichsten ausgeprägt zu sein. Demgegenüber laufen Wernicke-Aphasiker mit identischen syntaktischen Schwierigkeiten sozusagen "ins offene Messer", d.h., sie vermeiden die für sie problematischen Elemente und Konstruktionen nicht und begehen offensichtliche Fehler.
Daß der Einsatz einer Vermeidungsstrategie, wie sie die Broca-Aphasiker
möglicherweise verwenden, kommunikativ durchaus erfolgreich ist, zeigt sich
daran, daß die Äußerungen von Broca-Aphasikern trotz ihrer syntaktischen
Reduktion meist einen recht hohen Informationsgehalt haben. Es wäre nun zu
fragen, warum Broca-Aphasiker diese erfolgreiche Strategie beispielsweise in
Bildbeschreibungsaufgaben verlassen. Um hier eine Antwort zu geben, muß
die Kommunikationssituation, aus der die Äußerungen stammen, bedacht
werden. Für Spontansprachanalysen werden meist Äußerungen herangezogen,
die Interviews entstammen. Hier scheint der Schwerpunkt der Aufgabenstellung für den Patienten darin zu liegen, dem Untersucher möglichst viel Information zu übermitteln, d.h., seine Fragen inhaltlich angemessen zu beantworten. Bei Bildbeschreibungsaufgaben dient die Äußerung weniger der Informationsübermittlung, da das zu beschreibende Bild im allgemeinen sowohl dem
Patienten als auch dem Untersucher vorliegt, d.h., der Aufgabenschwerpunkt
liegt für den Patienten erkennbar auf einer anderen Ebene. Der Patient weiß,
daß in diesem Fall weniger die Informationsübermittlung der Zweck seiner
Äußerung ist, sondern daß es in dieser Situation um die Überprüfung oder
Übung seiner sprachlichen Fähigkeiten geht. Diesen verschiedenen Anforderungen passen sich Broca-Aphasiker anscheinend sehr variabel an.

Daß sich adaptative Strategien vor allem bei Broca-Aphasikern, kaum
aber bei Wernicke-Aphasikern herausbilden, könnte seinen guten Grund
haben. Nach Heeschen (1985) hat die Ausbildung solcher Vermeidungsstra-

tegien verschiedene Voraussetzungen. Unter anderem muß das Defizit spezifisch genug sein, d.h., nur einen bestimmten Ausschnitt sprachlicher Fähigkeiten betreffen, und der Patient muß in der Lage sein, die Fehlerquelle zu identifizieren. Möglicherweise unterscheiden sich die beiden Patientengruppen in diesen Punkten voneinander. Es wurde verschiedentlich darauf hingewiesen, daß Broca-Aphasiker sich ihrer sprachlichen Schwierigkeiten viel bewußter sind als Wernicke-Aphasiker (Heeschen, 1985; Leischner, 1987). Dazu könnte beitragen, daß Broca-Aphasiker - bedingt durch motorische Beeinträchtigungen und durch die größere Sprachanstrengung sowie die damit in Verbindung stehende Reduktion der Sprechflüssigkeit - die Behinderung ihrer sprachlichen Kommunikationsfähigkeit sicherlich sehr deutlich wahrnehmen. Für Wernicke-Aphasiker ist dagegen ein anderes Erscheinungsbild eher typisch. Sie haben seltener motorische Beeinträchtigungen und die Flüssigkeit ihrer Sprachproduktion ist eher erhöht als vermindert, d.h., ihre generelle Kommunikationsfähigkeit ist nicht so offensichtlich als gestört wahrzunehmen.

Neben diesen allgemeinen Unterschieden in der Kommunikationsfähigkeit zwischen den beiden Patientengruppen könnten jedoch auch andere Beeinträchtigungen der Wernicke-Aphasiker dafür verantwortlich sein, daß Patienten dieser Aphasieform keine Adaptationsstrategien entwickeln. In Abschnitt 2.4.2.3. wurde als eine der Hypothesen zur Erklärung paragrammatischer Fehlleistungen bei Wernicke-Aphasikern die Annahme einer Störung der Kontrollmechanismen der Sprachproduktion erörtert. Diese Störung, die bewirkt, daß Abweichungen in den eigenen Äußerungen vom Sprecher nicht bemerkt werden, würde natürlich auch die Entwicklung von Adaptationsstrategien verhindern. Broca-Aphasikern steht die Möglichkeit der Identifizierung von Fehlerquellen in den eigenen Äußerungen über diese Kontrollprozeduren möglicherweise besser zur Verfügung. Sie können Funktionswörter und Flexionsformen als Fehlerquellen identifizieren und vermeiden sie deshalb, wann immer dies möglich ist.

4.1.2. Der Einfluß sprachstruktureller Faktoren

Der Anteil von Auslassungen gegenüber falschen Verwendungen von Funktionswörtern und Flexionsmorphemen wird offensichtlich auch von morphologischen und morphosyntaktischen Eigenschaften der jeweiligen Untersuchungssprache bestimmt. Die von Bates, Friederici und Wulfeck (1987a) beobachteten Unterschiede in den Auslassungsraten für Artikel bei englisch-, deutsch- und italienischsprachigen Aphasikern führen die Autorinnen darauf zurück, daß Artikel in den verschiedenen Untersuchungssprachen in ihrer Relevanz für die Satzinterpretation erheblich differieren. Im Deutschen, wo die Auslassungsrate bei den untersuchten Aphasikern am niedrigsten war, markiert der Artikel Genus, Kasus, Numerus und Definitheit. Für die Satzinterpretation ist insbesondere die kasusanzeigende Funktion des Artikels von Bedeutung, da der Kasus wesentliche Information liefert, die die Zuordnung der semantischen Rollen an die im Satz genannten Mitspieler ermöglicht. Eine solche bedeutende Rolle für die Satzinterpretation hat der Artikel weder im Englischen noch im Italienischen, d.h., im Deutschen ist der Artikel funktional stärker belegt als in den beiden übrigen Sprachen. Führt man den Befund, daß bei den deutschsprachigen Aphasikern in der genannten Studie die geringsten Raten an Artikelauslassungen zu verzeichnen waren, auf diese zwischensprachlichen Unterschiede zurück, so würde dies bedeuten, daß Broca-Aphasiker sehr sensitiv bezüglich der Funktionalität von Elementen ihrer Muttersprache sind. Dieser Gedanke liegt auch der lange vertretenen Ökonomiehypothese zugrunde, nach der sich Broca-Aphasiker in ihren Äußerungen aufgrund ihrer motorischen Beeinträchtigungen auf die relevante, nicht-redundante Information beschränken (Isserlin, 1922; Lenneberg, 1967; Pick, 1913). Diese Hypothese wurde zwar aufgrund der Befunde zu Beeinträchtigungen bei rezeptiven Aufgaben zurückgewiesen (vgl. Abschnitt 2.3.1.), angesichts der beobachteten Unterschiede zwischen verschiedenen Äußerungssituationen und der Sensitivität gegenüber Funktionalität könnte ein Teil der sprachproduktiven Besonderheiten jedoch durchaus hier seine Ursache haben. Gegen die alleinige Wirkung eines Ökonomieprinzips spricht allerdings die Tatsache, daß bei den deutschsprachigen Aphasikern auch der höchste Anteil an falschen Verwendungen des Artikels zu verzeichnen war. Dies könnte auf die im Vergleich zu den beiden anderen Sprachen größere Menge an differenzierbaren Formen innerhalb des Artikelparadigmas zurückzuführen sein (Bates & Wulfeck, 1989), die eine rein zufällige Wahl der korrekten Artikelform unwahrscheinlicher macht.

Über die Verwendung flektierter Wortformen liegen mittlerweile eine Reihe von Berichten vor, nach denen in stärker flektierenden Sprachen bei Patienten, deren Äußerungen insgesamt durch eine reduzierte syntaktische Komplexität mit häufigen Auslassungen von Funktionswörtern auffällig sind, gleichzeitig die im Kontext inadäquate Verwendung flektierter Wortformen zu beobachten ist (Grodzinsky, 1984; Magnúsdottier & Thraísson, 1990; Miceli & Mazzucchi, 1990; Miceli et al., 1983). Grodzinsky (1984, 1990) vermutet, daß Auslassungen und falsche Verwendungen von Flexionsmorphemen auf dem gleichen Mechanismus beruhen, nämlich auf der Auswahl einer falschen Form aus dem Paradigma, wobei die als Auslassungen von Flexionsendungen bezeichneten Fälle die Wahl einer endungslosen Form darstellen. Nach diesem Ansatz sind die sogenannten Auslassungen von Flexionsendungen nur in Paradigmen mit Grundformflexion zu erwarten, d.h. dann, wenn eine Form des Paradigmas gleichzeitig als Basis zur Bildung weiterer Flexionsformen dient. Dies ist beispielsweise in der deutschen Adjektivflexion der Fall, wo das Paradigma eine unmarkierte Grundform enthält (z.B. klein), aus der weitere Flexionsformen abgeleitet werden (kleine, kleines etc.). Ersetzungen von Flexionsendungen sind demgegenüber in Paradigmen mit Stammflexion zu erwarten, die keine endungslose Form enthalten. Ein Beispiel für diesen Flexionstyp stellt das italienische Adjektivparadigma dar, in dem der Stamm nicht als eigene Form auftritt (z.B. rossa, rosso; aber *ross).

Innerhalb einer Sprache mit Paradigmen beiden Typs sind nach diesen Annahmen beim gleichen Patienten in Abhängigkeit vom Flexionstyp entweder Auslassungen oder falsche Verwendungen von Flexionsendungen zu erwarten (vgl. Grodzinsky, 1990). Im Deutschen sollte sich dieser Unterschied beispielsweise in der Verwendung attributiver Adjektive gegenüber der Verwendung von Verben, die der Stammflexion zugerechnet werden (Wurzel, 1984), zeigen. Bei attributiven Adjektiven sollten sich danach eher Auslassungen der

Flexionsendung finden, d.h., Verwendungen der Grundform, bei Verben dagegen eher Ersetzungen von Flexionsformen. Leider liegen meines Wissens hierzu keine gezielten empirischen Untersuchungen vor. Die Frage läßt sich kaum anhand der Analyse spontaner sprachlicher Äußerungen beantworten, da Agrammatiker Adjektive nur selten präsubstantivisch verwenden, sondern die Tendenz zeigen, diese postsubstantivisch zwar ohne Kopula, aber unter der Annahme, daß diese ausgelassen wird, in dieser Position korrekt ohne Flexionsendung produzieren (Stark & Dressler, 1990). Die bei Verben beobachtete Bevorzugung des Infinitivs oder der Partizip-2-Form (Goodglass & Geschwind, 1976; Leuninger, 1989) spricht allerdings zumindest für einen Teil dieser Hypothese.

Grodzinski (1984) nimmt an, daß im Fall von Grundformflexion zumindest von Aphasikern mit agrammatischer Spontansprache durchgängig die Grundform verwendet wird. Nach welchen Prinzipien die Auswahl einer Form bei der Stammflexion erfolgt, läßt er offen, da er hier ausschließlich Performanzfaktoren für wirksam hält. Auch zu dieser Frage gibt es bislang keine gezielten Untersuchungen, aber zwei Hinweise deuten auf eine generelle Bevorzugung der Zitierform hin. Zum einen weist die bereits erwähnte häufige Verwendung der Infinitivform bei Verben in diese Richtung. Zum anderen beobachteten Miceli und Caramazza (1988) bei einem italienischsprachigen Patienten, daß dieser flektierte Adjektivformen primär durch die Form des Maskulinum Singular ersetzte, die im Italienischen die Zitierform des Adjektivparadigmas darstellt. Falls diese Beobachtungen eine allgemeine Tendenz reflektieren, könnte man für die Grundformflexion und die Stammflexion zusammenfassend die Regularität aufstellen, daß Broca-Aphasiker dazu tendieren, die Zitierform zu verwenden, da in der Grundformflexion Zitierform und Grundform zusammenfallen. Darüber hinaus wäre aber von Interesse zu klären, warum die Zitierform in der Performanz eine so dominierende Rolle spielt. Probleme bereiten diesem Ansatz allerdings die im Englischen häufig beobachtete Verwendung der Verlaufsform bei Verben (Goodglass & Geschwind, 1976; Myerson & Goodglass, 1972; Saffran et al., 1980a).

4.1.3. Zusammenfassende Diskussion

Die empirischen Befunde machen deutlich, daß eine grundsätzliche Zuordnung von Auslassungen und falschen Verwendungen von Funktionswörtern und Flexionsendungen zu verschiedenen Aphasieformen oder Störungsbildern nicht haltbar ist. Sowohl in den Äußerungen von Broca-Aphasikern als auch in den Äußerungen von Wernicke-Aphasikern sind Auslassungen und falsche Verwendungen von grammatischen Morphemen zu beobachten. Zumindest bei Broca-Aphasikern scheint der Anteil von Auslassungen gegenüber falschen Verwendungen von Funktionswörtern und Flexionsendungen aus einem komplexen Zusammenspiel von pragmatischen, sprachstrukturellen und sicherlich auch störungsbedingten Faktoren zu resultieren. Dabei ist der Einfluß sprachstruktureller Faktoren durch die Möglichkeit des zwischensprachlichen Vergleichs aphasischer Besonderheiten noch leicht aufzudecken und liefert unter Umständen auch wertvolle Hinweise auf die Störungsursache.

Weitaus schwieriger ist im Moment die Frage zu beantworten, inwieweit sprachliche Leistungen durch adaptative Strategien beeinflußt sind, die unter Umständen das eigentliche sprachliche Defizit verdecken. Die Diskrepanzen zwischen spontansprachlichen Daten und experimentell gelenkten Äußerungen weisen jedoch darauf hin, daß adaptative Strategien in besonderem Maße die Äußerungsstruktur der Spontansprache prägen und unter Bedingungen gelenkter Sprachproduktion weniger zum Tragen kommen. Dies läßt hoffen, daß Aphasiker im Experiment weitaus "offener" ihre sprachlichen Probleme zeigen als in der Spontansprache. Die genannten Befunde machen deutlich, daß bei der Auswertung und der Interpretation aphasischer Leistungen sehr genau beachtet werden muß, aus welcher Art von Aufgabenstellung die analysierten Daten stammen. Dies wird jedoch auch in neueren Untersuchungen häufig nicht ausreichend beachtet, indem Äußerungen aus verschiedensten Aufgabenstellungen vermischt und gemeinsam analysiert werden.

4.2. Einflußfaktoren auf die korrekte Produktion grammatischer Morpheme

Aus der Feststellung, daß Broca- und Wernicke-Aphasiker sich nicht grundsätzlich durch Auslassungen und falsche Verwendungen von Funktionswörtern und Flexionsendungen unterscheiden, folgt nicht zwangsläufig, daß die Schwierigkeiten im Umgang mit diesen Elementen identische Ursachen haben. Der Forschungslogik von Kean (1977) für den Agrammatismus folgend, sollten die Ursachen für die Probleme mit grammatischen Morphemen in einer gemeinsamen Eigenschaft der grammatischen Morpheme, die diese nicht mit den lexikalischen Morphemen teilen, zu suchen sein. In diesem Zusammenhang sind vor allen Dingen zwei Faktoren diskutiert worden: die geringe phonologische Prominenz und die primäre syntaktische Funktion von Funktionswörtern und Flexionsendungen. Zwar ist keins dieser beiden Kriterien für eine klare Eingrenzung dieser Klasse geeignet, es hat sich jedoch gezeigt, daß phonologische Charakteristika und die Funktion eines grammatischen Morphems die Wahrscheinlichkeit der korrekten Produktion beeinflußen, wobei sich in dieser Hinsicht interessante Unterschiede zwischen Broca- und Wernicke-Aphasikern andeuten.

4.2.1. Phonologische Faktoren

Funktionswörter und Flexionsendungen haben gemeinsame phonologische Eigenschaften, die für gleiche Charakteristika dieser Elemente innerhalb der Sprachperformanz durchaus relevant sein könnten. Flexionsaffixe und Funktionswörter verfügen nur über eine sehr geringe phonologische Prominenz, da sie im allgemeinen unbetont sind (Grosjean & Gee, 1987; Kean, 1977, 1979; Selkirk, 1984). In akzentzählenden Sprachen, zu denen unter anderen auch das Deutsche und das Englische gerechnet werden (s. Auer & Uhmann, 1988), unterliegen unbetonte Silben in Abhängigkeit vom Sprechtempo und -stil Reduktionsprozessen wie z.B. Vokalreduktion und -elision. Unbetonte Funktionswörter neigen zudem zur Klitisierung an vorangehende und folgende betonte Silben, wodurch sie phonologisch mit Affixen identisch werden (Kohler, 1977; Selkirk, 1984).

Die geringe phonologische Prominenz dieser Elemente ist insbesondere in ihrer Auswirkung auf den Spracherwerb diskutiert worden (Mills, 1985; Slobin, 1973), könnte aber nach Untersuchungsbefunden von Goodglass und Mitarbeitern auch für aphasische Besonderheiten im Umgang mit Funktionswörtern und Flexionsendungen eine Rolle spielen. Für die Produktion von Funktionswörtern scheint die Betontheit und die Position im Äußerungskontext zumindest für Broca-Aphasiker ein wesentlicher Faktor zu sein. Goodglass (1968) berichtet, daß Broca-Aphasiker in einer Nachsprechaufgabe Funktionswörter tendenziell seltener ausgelassen haben, wenn diese betont waren. Gleason, Goodglass, Green, Ackerman & Hyde (1975) fanden für Broca-Aphasiker in die gleiche Richtung gehende Hinweise in einer Untersuchung, in der ein auditiv präsentierter, kurzer Text ergänzt werden sollte. Es zeigte sich, daß die Broca-Aphasiker betonte Funktionswörter am Äußerungsanfang seltener auslassen als unbetonte (z.B. "John is in his room. He thinks he hears his mother call. So he goes downstairs to see if she called him and he asks...", erwartete Ergänzung mit unbetontem Funktionswort am Anfang: "Did you cáll me?"; "Jane can't find her shoes. Her mother has just cleaned the room. She knows her mother put them somewhere. So she asks...", erwartete Ergänzung mit betontem Funktionswort am Anfang "Whére did you put my shoes?"). Leider war in der Untersuchung der Faktor Betontheit mit dem Typ des Funktionsworts konfundiert. Bei den unbetonten Funktionswörtern handelte es sich immer um das Auxiliar "did", bei den betonten immer um ein Interrogativpronom, so daß anhand der Daten die tatsächliche Rolle des Faktors Betontheit nicht einzuschätzen ist. Die Untersuchung zeigte darüber hinaus, daß unbetonte Artikel und Pronomen am Äußerungsanfang häufiger fehlen als innerhalb der Äußerung.

Ein phonologischer Faktor beeinflußt nach Goodglass (1968) und Goodglass, Gleason, Bernholtz und Hyde (1972) auch die Häufigkeit, mit der Flexionsendungen korrekt produziert werden. In einer Lückensatzaufgabe, in der ein auditiv dargebotener kurzer Text durch eine fehlende flektierte Wortform zu ergänzen war, zeigten Broca-Aphasiker bei den silbischen Allomorphen der Plural- und der Possessivmarkierung des Substantivs sowie der Markierung der 3.Person Singular Präsens des Verbs jeweils bessere Leistungen als bei den nicht-silbischen Allomorphen. Für Aphasiker mit flüssigem Sprechverlauf ergab sich nach Goodglass (1968) eine gegenläufige Tendenz.

Goodglass (1968) vermutet aufgrund dieser Befunde, daß die Besonderheiten der Broca-Aphasiker in der Sprachproduktion auf Schwierigkeiten beruhen, den Sprachfluß auszulösen und aufrechtzuerhalten:

> "On the basis of the characteristic shortness of word groupings and the observed tendency to open each group with a stressed word, the following explanation was suggested for a part of the symptomatology of agrammatism: The underlying defect in this form of aphasia is an increased threshold for initiating and maintaining the flow of speech - either after a silence or as a continuation of sequences already in progress. Further we suggest that in order to produce any speech, the patient with this disorder must find the salient point in his intended utterance, which is ordinarily the significant noun or verb. As a result, his speech issues in short bursts, each centered about a salient verbal element with rarely more then one unstressed morpheme before or after it. (...) The intuitive definition that was suggested is that saliency is considered the psychological resultant of the stress, of the informational significance, of the phonological prominence, and of the affective value of a word." (Goodglass, 1968: 197)

Goodglass' Hypothese ist durchaus geeignet, den gefundenen Zusammenhang zwischen der phonologischen Form von Funktionswörtern und Flexionsendungen und der Wahrscheinlichkeit ihrer korrekten Produktion zu erklären, wenn auch sein Konzept der "Salienz" nicht sehr klar definiert ist. Die Hypothese hat in der Aphasieforschung allerdings wenig Resonanz gefunden, was wohl zum Großteil darauf beruht, daß sie allein auf die Erklärung der sprach-*produktiven* Besonderheiten von Broca-Aphasikern abzielt. Allerdings ist die Annahme, daß die geringe phonologische Prominenz von Funktionswörtern und Flexionsendungen auch rezeptive Leistungen beeinflußt, nicht abwegig. Verschiedene Untersuchungen an normalen Probanden zeigen, daß betonte Silben in der Sprachperzeption eine herausragende Rolle spielen: in betonten Silben werden Aussprachefehler besser entdeckt (Cole & Jakimik, 1978) und Laute schneller identifiziert (Cutler & Foss, 1977). Der Einfluß der Betonung scheint in perzeptiven Aufgaben für Broca-Aphasiker noch stärker zu sein als für nicht-aphasische Sprecher/Hörer. Swinney, Zurif & Cutler (1980) fanden in einer word-monitoring-Aufgabe bei Broca-Aphasikern generell schnellere

Reaktionszeiten, wenn das Wort, auf das reagiert werden sollte, betont war. Dieser Effekt war bei den Broca-Aphasikern unabhängig davon, ob es sich bei dem zu identifizierenden Wort um ein Funktions- oder Inhaltswort handelte. Demgegenüber spielte die Betontheit für nicht-aphasische Probanden nur bei der Erkennung der Funktionswörter, nicht aber bei den Inhaltswörtern eine Rolle. Deutet man diesen Befund dahingehend, daß Broca-Aphasiker betonte Elemente stärker beachten als unbetonte, dann könnten auch ihre Minderleistungen in Satzverständnisüberprüfungen auf diesen phonologischen Faktor zurückgeführt werden. Da die zur korrekten Interpretation eines semantisch reversiblen Satzes zu beachtenden Funktionswörter und Flexionsendungen normalerweise unbetont sind, führt eine zu starke Konzentration auf die betonten Elemente genau zu den beobachteten Leistungsminderungen im Satzveständnis.

Einem solchen auf rein motorischen bzw. perzeptuellen Charakteristika beruhenden Erklärungsansatz steht jedoch eine Reihe von empirischen Befunden entgegen. Gegen eine rein phonologische Ursache auf produktiver Seite sprechen die falschen Verwendungen von Funktionswörtern und Flexionsendungen und eine von nicht-phonologischen Faktoren abhängende Leistungsvariation zwischen funktional unterschiedlichen Funktionswörtern und Flexionsendungen (s. Abschnitt 4.2.2.). Gegen eine rein phonologische Ursache für die rezeptiven Beeinträchtigungen sprechen die aphasischen Minderleistungen bei Aufgaben mit schriftsprachlichen Reizen, die auch keine lautsprachliche Reaktion erfordern (von Stockert & Bader, 1976; Zurif, Caramazza & Myerson, 1972), wenn nicht eine etwaige phonologische Rekodierung beim Lesen hier einen Einfluß hat.

Goodglass (1968) schränkt seinen Erklärungsansatz ausdrücklich auf den Agrammatismus ein, da Aphasiker mit flüssigem Sprechverlauf nach seinen Beobachtungen weder in bezug auf die Silbigkeit von Flexionsendungen noch in bezug auf die Betontheit von Funktionswörtern den Broca-Aphasikern vergleichbare Effekte zeigen. Auch die in der Hypothese enthaltene Verknüpfung der reduzierten Phrasenlänge mit Auslassungen grammatischer Morpheme steht einem Übertragen des Erklärungsansatzes auf die Probleme der Wernicke-Aphasiker im Umgang mit grammatischen Morphemen entgegen, da diese Patientengruppe im allgemeinen eine normale Phrasenlänge zeigt. Zudem sind für die Wernicke-Aphasiker Substitutionen grammatischer Morpheme typischer, für die dieser Ansatz keine Erklärung bietet. Es wäre also denkbar, daß die häufigen Auslassungen grammatischer Morpheme in der Spontansprache von Broca-Aphasikern im Sinne des Ansatzes von Goodglass zu erklären sind, daß jedoch für die bei Broca- und Wernicke-Aphasikern zu beobachtenden Substitutionen eine andere - möglicherweise bei beiden Aphasikergruppen identische - Ursache gefunden werden muß.

4.2.2. Funktionale Faktoren

Funktionswörter und Flexionsendungen werden aufgrund gemeinsamer funktionaler Eigenschaften zur Klasse der grammatischen Morpheme gezählt (Bergenholtz & Mugdan, 1979). Grammatische Morpheme sollen im Gegensatz zu lexikalischen Morphemen eine geringere referentielle Bedeutung aufweisen und ihre Hauptfunktion in der Satzstrukturierung und der Signalisierung von Relationen zwischen den lexikalischen Morphemen haben. Allerdings ist dieses Kriterium nicht als definierendes Merkmal für die Klasse der grammatischen Morpheme zu betrachten, da die zur Klasse der grammatischen Morpheme gezählten Elemente in ihrer Funktion erheblich variieren. Dies gilt offensichtlich für die Präpositionen, aber auch für die Flexionsendungen, innerhalb derer systematische Leistungsvariationen bei aphasischen Patienten festgestellt wurden.

4.2.2.1. Präpositionen

Friederici (1982) führte mit deutschsprachigen Broca- und Wernicke-Aphasikern eine Lückensatzaufgabe durch, in der der vorgegebene Satz durch eine Präposition ergänzt werden sollte. Dabei wurden die Leistungen der Probanden bei zwei verschiedenen Präpositionstypen verglichen. Präpositionen können als Teil eines Präpositionalobjekts bei einem gegebenen Verb determiniert sein, in dem Sinne, daß die Präposition durch keine andere ersetzt werden kann, ohne daß der Satz unsinnig wird (z.B. "Fritz hofft auf besseres Wetter"). In diesen Sätzen verfügt die Präposition über keinen eigenständigen lexikalischen Gehalt, sondern ist Teil des Lexikoneintrags des Verbs (s. z.B. Wunderlich, 1987). Diese Präpositionen werden im folgenden in Anlehnung an Friederici als obligatorische Präpositionen bezeichnet. Andererseits können Präpositionen durchaus mit ihrem eigenen lexikalischen Gehalt für die Satzinterpretation wesentlich sein. Dies gilt für Präpositionalphrasen, in denen die Wahl der Präposition nach semantischen Kriterien erfolgt (z.B. "Die Vase steht auf/hinter/neben dem Tisch"). Diese Präpositionen werden von Friederici lexikalische Präpositionen genannt.

In der Untersuchung wurden 12 Broca- und 12 Wernicke-Aphasikern 28 Lückensätze vorgelegt, die entweder durch eine obligatorische oder durch eine lexikalische Präposition zu ergänzen waren. Um die Wahl der lexikalischen Präpositionen weitestgehend einzuschränken, waren die Lückensätze in kurze Texte eingebettet. Um den Einfluß etwaiger phonologischer Faktoren auszuschließen, wurden formgleiche Präpositionen in beiden Funktionen verwendet. Die Broca-Aphasiker zeigten mit knapp 70% korrekten Antworten bei den lexikalischen Präpositionen deutlich bessere Leistungen als bei den obligatorischen mit ca. 36% richtigen Ergänzungen. Bei den Wernicke-Aphasikern zeigte sich ein genau entgegengesetztes Leistungsmuster. Sie antworteten bei den obligatorischen Präpositionen mit 63% richtigen Angaben häufiger korrekt als bei den lexikalischen Präpositionen mit knapp 52% richtigen Ergänzungen. Darüber hinaus unterschieden sich die beiden Probandengruppen auch in der Art der auftretenden Fehler. Auslassungen und Verwendungen von Wörtern aus anderen Wortklassen als Präpositionen traten bei den Broca-Aphasikern bei den obligatorischen Präpositionen weitaus häufiger auf als bei den lexikalischen. Hinsichtlich Substitutionsfehlern, die innerhalb der Wortklasse der Präpositionen blieben, unterschieden sich die beiden Präpositionstypen nicht. Die Wernicke-Aphasiker produzierten dagegen keinerlei nicht-präpositionale Ergänzungen, wählten aber bei den lexikalischen häufiger eine falsche Präposition als bei den obligatorischen Präpositionen.

Die für die Broca-Aphasiker gezeigten Unterschiede fanden sich auch bei einem einzelnen französischsprachigen Broca-Aphasiker sowohl in der Spontansprache als auch in verschiedenen experimentellen Aufgabenstellungen, wie beim Nachsprechen und lauten Lesen von Sätzen (Nespoulous et al., 1988). Auch bei diesem Patienten waren Auslassungen der Hauptfehlertyp bei den obligatorischen Präpositionen, während lexikalische Präpositionen häufiger ersetzt wurden. Vergleichsweise geringe Unterschiede zwischen diesen beiden Präpositionstypen fanden dagegen Kolk et al. (1985) bei einer Lückensatzaufgabe mit einer niederländischen Agrammatikerin

Insgesamt weisen diese Untersuchungsbefunde darauf hin, daß weniger die Klassenzugehörigkeit eines sprachlichen Elements die Leistungsfähigkeit aphasischer Patienten in Hinblick auf dieses Element bestimmt, sondern eher die Art der Information, die für die korrekte Produktion des Elements ausschlaggebend ist. Zumindest für die Präpositionen läßt sich aus diesen Ergebnissen schließen, daß diese in der Aphasie nicht als homogene Klasse von der Störung betroffen sind, sondern daß die korrekte Produktion einer Präposition abhängig ist von der Information, die die Präposition trägt, bzw von der Art der Information, die die Wahl der Präposition bedingt. Ist dies lexikalisch-syntaktische Information, wie im Fall der obligatorischen Präpositionen, so bereitet die Produktion der Präposition den Broca-Aphasikern mehr Schwierigkeiten als wenn die Wahl der Präposition über semantische Information erfolgt. Genau das Umgekehrte gilt für die Wernicke-Aphasiker. Sie zeigen größere Schwierigkeiten, wenn die Wahl der Präposition von semantischen Faktoren abhängig ist, als wenn lexikalisch-syntaktische Information beachtet werden muß. Damit scheint neben der Zugehörigkeit zu einer syntaktischen Kategorie, die Art der Information, die ein sprachliches Element trägt, bzw. die für seine korrekte Auswahl beachtet werden muß, bei Aphasikern für eine korrekte Verwendung ausschlaggebend zu sein.

Die gefundenen Unterschiede zwischen Broca- und Wernicke-Aphasikern können Aufschluß über die Gültigkeit der in Kapitel 2 vorgestellten Erklärungsansätze zum Agrammatismus und Paragrammatismus geben, denn sie deuten darauf hin, daß die Probleme bei der Verwendung von Funktionswörtern bei Broca- und Wernicke-Aphasikern verschiedene Ursachen haben. Die Tatsache, daß Wernicke-Aphasiker die größeren Schwierigkeiten zeigen, wenn die Wahl einer Präposition anhand ihrer lexikalischen Bedeutung erfolgen soll, läßt diese Probleme in einer Reihe mit semantischen Paraphasien bei Substantiven, Verben und Adjektiven als Ausdruck einer semantisch-lexikalischen Störung erscheinen. Demgegenüber versagen die Broca-Aphasiker eher, wenn die Wahl der Präposition von Subkategorisierungseigenschaften des Verbs abhängt, wenn also sprachinterne Relationen beachtet werden müssen. Dies stellt ihre Schwierigkeiten in der Verwendung von Präpositionen eher in den Kontext allgemeinerer syntaktischer Probleme.

Grodzinsky (1984) formuliert eine rein syntaktische Beschreibung der Differenzierung zwischen bei Broca-Aphasikern erhaltenen gegenüber gestörten Präpositionen. Er führt die beobachteten Leistungsunterschiede auf konfigurationale Unterschiede zwischen den verschiedenen Satztypen zurück. Danach sind Präpositionalphrasen mit lexikalischer Präpositionen direkt von S dominiert, während Präpositionalphrasen mit obligatorischer Präposition Teil der Verbalphrase sind. Grodzinsky schlägt vor, daß im Agrammatismus die Präpositionen erhalten sind, die Kopf einer direkt von S dominierten Präpositionalphrase sind. In funktionale Termini umformuliert, sollten dann die Präpositionen in Adverbialen erhalten sein. Es ist aber fraglich, ob die von Friederici verwendeten Sätze genau diese Trennlinie reflektieren. Zudem läßt sich diese rein syntaktische Bescheibung nicht auf in ähnliche Richtung weisende Befunde aus dem Bereich der Flexionsmorpheme übertragen.

4.2.2.2. Flexionsendungen

Befunde zu Leistungsdifferenzen in der Produktion funktional verschiedener Flexionsendungen liegen in erster Linie aus dem Englischen und dem Niederländischen vor. Im Deutschen wurde dieser Bereich trotz besser erhaltener Flexionsmorphologie bislang nicht systematisch untersucht.

Erste Hinweise auf Leistungsunterschiede zwischen verschiedenen Flexionsendungen im Englischen fanden Goodglass und Hunt (1958) und Goodglass und Berko (1960) in zwei experimentellen Untersuchungen an größeren Gruppen nicht klassifizierter Aphasiker. Goodglass und Hunt (1958) führten mit 18 Aphasikern eine Aufgabe durch, in der zwei Fragen zu einem vorher auditiv präsentierten Satz beantwortet werden sollten. Die Antwort erforderte entweder die Produktion einer substantivischen Plural- oder einer Possessivform (z.B. vorgegebener Satz: "My sister lost her gloves."; alternative Fragen: a) What did she loose? oder b) Whose gloves were they?). Insgesamt zeigten die Probanden bessere Leistungen bei der Pluralmarkierung als bei der Possessivmarkierung. Nähere Angaben zu Leistungsunterschieden zwischen verschiedenen Aphasieformen bzw. eine Korrelation der Leistungen mit dem Schweregrad der Aphasie finden sich in der Arbeit nicht.

Diese Befunde wurden in einer Studie mit anderer Methdodik von Goodglass und Berko (1960) bestätigt. Sie führten mit 21 nicht näher klassifizierten Aphasikern eine Lückensatzaufgabe durch, in der ein auditiv dargebotener kurzer Text durch eine fehlende flektierte Wortform zu ergänzen war. Über Substantive hinaus wurde in dieser Untersuchung auch die Produktion flektierter Verbformen der 3.Person Singular Präsens und des Präteritums überprüft sowie adjektivische Komparativ- und Superlativformen. Relativ gute Leistungen zeigten sich bei den Adjektivformen. Bei den Verbformen wurden insgesamt weniger Fehler gemacht als beim substantivischen Possessiv, aber mehr als beim substantivischen Plural und bei den Adjektivformen. Zwischen den Präsens- und Präteritumformen des Verbs zeigten sich keine Unterschiede. Auch der Arbeit von Goodglass und Berko sind keine Angaben über etwaige Leistungsunterschiede zwischen verschiedenen Aphasieformen zu entnehmen. Dasselbe Leistungsmuster zeigte sich bei identischer Aufgabenstellung auch bei einem einzelnen Broca-Aphasiker, dessen Spontansprache durch den Telegrammstil gekennzeichnet war (Goodglass et al., 1972). Nach Goodglass (1968) wurde in einer nicht näher beschriebenen Untersuchung die gleiche Aufgabe auch mit jeweils einer Gruppe Broca-Aphasiker und einer Gruppe flüssig-sprechender Aphasiker durchgeführt. Für die flüssig-sprechenden Aphasiker zeigten sich die gleichen Unterschiede wie für die Broca-Aphasiker.

Mehr Fehler bei der Verbmarkierung für die 3.Person Singular Präsens als bei der nominalen Pluralmarkierung fanden auch Gleason et al. (1975) in einer Untersuchung, in der eine Frage zu einem auditiv präsentierten kurzen Text beantwortet werden (z.B. "Dogs always chase cats. A dog is in the street. A cat comes along. What happens?"). An dieser Untersuchung nahmen 8 Broca-Aphasiker mit agrammatischer Sprachproduktion und ein flüssig-sprechender Leitungsaphasiker teil.

Auch aus der Spontansprache liegen Analysen zur Verwendung verschiedener Flexionsendungen vor. De Villiers (1978) untersuchte die Aus-lassungsraten für verschiedene Funktionswörter und Flexionsendungen in den spontanen Äußerungen einer Gruppe von 8 nicht-flüssig sprechenden Aphasi-kern und einer Gruppe von 7 flüssig sprechenden Aphasikern. Es wurden lediglich solche grammatischen Morpheme näher analysiert, für die sich min-destens zehn obligatorische Kontexte in den Äußerungen fanden. Für die nicht-flüssig sprechenden Patienten ergab sich eine relativ stabile Rangfolge, welche Flexionsendungen in obligatorischen Kontexten häufiger ausgelassen wurden und welche seltener. Am häufigsten fehlten die Verbmarkierung der 3. Person Singular Präsens und des Präteritums. Sehr selten fehlten dagegen die Pluralmarkierung am Nomen sowie die Progressivmarkierung am Verb. Die Analyse der Äußerungen der flüssig-sprechenden Aphasiker ergab insge-samt sehr viel niedrigere Auslassungsraten für Flexionsendungen, wobei die Unterschiede zwischen den verschiedenen Morphemen nicht so ausgeprägt und nicht so konsistent waren wie bei den nicht-flüssig-sprechenden Aphasi-kern.

Weitere Evidenz aus dem Englischen für Unterschiede zwischen einzel-nen Flexionsendungen findet sich in zwei Einzelfallstudien agrammatischer Broca-Aphasiker, deren Äußerungen aus verschiedenen Aufgabenstellungen - wie beispielsweise dem Erzählen der Krankengeschichte, dem Erzählen eines Märchens und Bildbeschreibungen - unter verschiedenen Gesichtspunkten analysiert wurden (Menn, 1990). Einer der beiden Patienten entspricht mit keinerlei Auslassungen der nominalen Pluralmarkierung, aber keiner korrekten Verwendung der Possessivmarkierung und in etwa gleich vielen Auslassungen von Verbmarkierungen für das Präteritum und die 3. Person Singular Präsens genau dem Muster der vorher dargestellten Gruppenuntersuchungen. Das Muster eines zweiten Patienten weicht mit sehr vielen Auslassungen der Präteritummarkierung gegenüber sehr geringen Auslassungsraten der Verbmarkierung für die 3. Person Singular Präsens vom allgemeinen Muster ab.

Im Niederländischen stellt die Pluralmarkierung die einzige Flexionsendung für Substantive dar. Kolk, van Grunsven und Keyser (1985) und Kolk, Heling und Keyser (1990) fanden bei drei Patienten mit agrammatischer Spontansprache in der Spontansprache, in Ergänzungen einer Lückensatzaufgabe und beim lauten Lesen nur einen Fall, in dem eine Pluralendung fehlte. Größere Probleme bereitete allen Patienten die Produktion einer korrekt flektierten Verbform sowohl in der Spontansprache als auch in den restringierteren Aufgabenstellungen. Verben kongruieren im Niederländischen mit dem Subjekt im Numerus. Eine Persondifferenzierung gibt es lediglich im Singular zwischen der 1. Person, die endungslos ist, und der 2. und 3. Person, die identisch markiert sind. Die Präteritummarkierung erfolgt - wie im Deutschen - entweder durch ein Affix, dessen Form ebenfalls vom Numerus abhängt, oder durch Stammvokalwechsel. Insgesamt ist also das Verbparadigma sehr viel komplexer aufgebaut als das Substantivparadigma, was allein schon die höhere Fehlerzahl bedingen könnte. Kolk, Heling & Keyser (1990) differenzierten bei zwei Patienten die Art der Fehler, die bei der Verbflexion auftraten. Bei beiden Patienten zeigte sich sowohl in der Spontansprache als auch beim lauten Lesen die Tendenz, daß die Präteritummarkierung häufiger korrekt gebraucht wurde als die Person-Numerusmarkierung. Diese Differenzen sind allerdings sehr gering.

Vergleichsweise größere Probleme scheint deutschsprachigen Agrammatikern die Pluralmarkierung zu bereiten. Stark und Dressler (1990) fanden in der Spontansprache eines Patienten über 30% falsche Verwendungen und Auslassungen der Pluralmarkierung, bei einem weiteren Patienten jedoch lediglich einen Fall. Die Autoren werteten zwar auch die Verwendung der Genitivmarkierung aus, mit insgesamt lediglich drei obligatorischen Kontexten für diese Markierung sind diese Ergebnisse jedoch nur mit Zurückhaltung zu interpretieren.

4.2.2.3. Diskussion der Befunde

Zur besseren Übersicht sind die Ergebnisse der verfügbaren Studien, in denen die Produktionshäufigkeit verschiedener Flexionsendungen bei denselben Probanden analysiert wurde, in Tabelle 1 zusammengefaßt. Die dort angegebenen Prozentwerte wurden zum Teil aus den Angaben in den entsprechenden Arbeiten berechnet.

Für die Frage, ob sich innerhalb der Flexionsendungen ähnliche Leistungsdifferenzen bei aphasischen Patienten zeigen wie bei den Präpositionen, sind aus den vorliegenden Daten insbesondere Vergleiche zwischen den Leistungen bei der substantivischen Plural- und der Possessivmarkierung auf der einen Seite sowie bei der verbalen Präteritummarkierung und der Personmarkierung auf der anderen Seite relevant. Die substantivische Pluralmarkierung verfügt im Verhältnis zur Possessivmarkierung über eine stärkere eigenständige semantische Funktion. Gleiches gilt für die verbale Präteritummarkierung gegenüber der Personmarkierung, die über die Subjekt-Verb-Kongruenz rein syntaktisch determiniert ist.

Insgesamt deuten die Ergebnisse der Studien darauf hin, daß die substantivische Pluralmarkierung in den Äußerungen aphasischer Patienten relativ gut erhalten ist. Dies zeigt sich insbesondere in den englischsprachigen Untersuchungen im Kontrast zur formidentischen Possessivmarkierung (Goodglass & Hunt, 1958; Goodglass & Berko, 1960; Goodglass et al., 1972; Menn, 1990). Für den Gebrauch von Verbendungen mit verschiedener Funktion sind keine so deutlichen Unterschiede zwischen Päteritum- und Personmarkierung zu verzeichnen, wobei sich allerdings in einigen Studien eine minimale Tendenz zur häufigeren korrekten Produktion der Präteritummarkierung gegenüber der Personmarkierung andeutet (Goodglass et al., 1972; de Villiers, 1978; Menn, 1990 (Fall 1); Kolk et al., 1990).

Diese Ergebnisse können als Hinweis darauf gewertet werden, daß sich auch innerhalb der Flexionsendungen systematische Leistungsunterschiede bei Aphasikern in Abhängigkeit von der Funktion eines grammatischen Morphems zeigen. Die Frage, ob sich funktionale Unterschiede zwischen verschiedenen Morphemen auf die Leistungen von Broca- und Wernicke-Aphasikern in

	Substantiv			Verb			
	Possessiv	Plural	gesamt	Person	Präteritum regel.	unregel.	Verlauf
Gruppenstudien:							
Goodglass & Hunt (1958)							
nicht-klass. (n=18)	30%	17%					
Goodglass & Berko (1960)							
nicht-klass. (n=21)	36%	13%		26%	25%		
Gleason et al. (1975)							
Broca (n=8), flüssig (n=1)		22%		45%			
de Villiers (1978)							
nicht-flüssig (n=8)		2%		35%	28%	34%	7%
flüssig (n=7)		4%		5%	9%	12%	7%
Einzelfallstudien:							
Goodglass et al. (1972)							
Broca	100%	67%		83%	75%		
Menn (1990)							
Agrammatiker(1)*	100%	0%		41%	22%		8%
Agrammatiker(2)	50%	13%		8%	44%		66%
Kolk et al. (1975)							
Broca							
spontan		0%	20%				
elizitiert		0%	23%				
Kolk et al. (1990)							
Agrammatiker							
oral (1)		0%		39%	35%		
lesen (1)		0%		44%	43%		
oral (2)		7%		6%	0%		
lesen (2)		0%		19%	10%		
Stark & Dressler (1990)							
Agrammatiker							
oral (1)	0%	34%					
lesen (1)	43%	0%					
oral (2)	10%	0%					
lesen (2)	20%	10%					

Tab. 1: Auslassungen und falsche Verwendungen gebundener grammatischer Morpheme

---

* Die eingeklammerten Zahlen kennzeichnen verschiedene Patienten aus Einzelfallstudien, in denen über mehr als einen Patienten berichtet wird.

gleicher Weise auswirken, ist jedoch anhand der vorliegenden Daten nicht zu beantworten. In der Mehrzahl der an größeren Probandengruppen durchgeführten Untersuchungen wurden lediglich nicht näher klassifizierte Patienten einbezogen (Goodglass & Hunt, 1958; Goodglass & Berko, 1960) oder Patienten verschiedener Aphasieformen in der Auswertung der Ergebnisse zusammengefaßt (Gleason et al., 1975). Einzig in der Untersuchung von de Villiers (1978) findet sich eine getrennte Analyse für Aphasiker mit flüssigem und mit nicht-flüssigem Sprechverlauf. Aufgrund der geringen Anzahl von Kontexten für die Possessivmarkierung, schloß die Autorin diese Kategorie jedoch aus ihrer Analyse aus. Bei ihren Ergebnissen für die Verbmarkierungen zeichnen sich allerdings leichte Unterschiede zwischen den beiden Aphasietypen ab. Aphasiker mit nicht-flüssigem Sprechverlauf ließen die Personmarkierung etwas häufiger aus als die regelmäßige Präteritummarkierung, bei den Aphasikern mit flüssigem Sprechverlauf zeigte sich eine leichte gegenläufige Tendenz. Allerdings sind die Unterschiede zwischen den Kategorien gering und statistisch nicht abgesichert. Zudem sind die Auslassungsraten bei den Aphasikern mit flüssigem Sprecherverlauf insgesamt weitaus kleiner als bei den Aphasikern mit nicht-flüssigem Sprechverlauf, was eine zuverlässige Interpretation der sich andeutenden Unterschiede zusätzlich erschwert.

Die aus dem Englischen vorliegenden Befunde werden in der Literatur im allgemeinen so gedeutet, daß Broca-Aphasiker mit der Produktion der substantivischen Pluralmarkierung weniger Probleme haben als mit der substantivischen Possessivmarkierung und der Verbmarkierung für die 3.Person Singular Präsens (Caplan 1987; Hillert, 1990; Kean, 1977; Stemberger, 1984). Analog zu den Befunden Friedericis (1982) könnten diese Unterschiede dahingehend gedeutet werden, daß Broca-Aphasikern die korrekte Produktion von Flexionsendungen mit eigenständigem semantischen Gehalt leichter fällt als die von stärker strukturell abhängigen Flexionsendungen. Ob die dargestellten Untersuchungen eine verläßliche Datenbasis für eine solch generelle Aussage darstellen, ist jedoch zweifelhaft.

Zum einen können in diesem Zusammenhang natürlich nur die Ergebnisse von Studien an Patienten, die als Broca-Aphasiker klassifiziert wurden, herangezogen werden. Dies sind lediglich die Einzelfallstudien von Goodglass und Mitarbeitern (1972), Menn (1990), Kolk und Mitarbeitern (1975, 1990) sowie Stark und Dressler (1990). Einzig die Arbeit von de Villiers (1978) umfaßte mit 8 nicht-flüssig sprechenden Aphasikern eine etwas größere Probandengruppe. Insgesamt betrachtet zeigen die meisten Patienten dieser Studien tatsächlich relativ geringe Fehlerraten bei der substantivischen Pluralmarkierung gegenüber der substantivischen Possessivmarkierung bzw. verschiedenen Verbmarkierungen, wobei dies allerdings nicht uneingeschränkt auf alle Patienten zutrifft. So produziert beispielsweise einer der von Menn (1989) untersuchten Agrammatiker vergleichbare Fehlerzahlen bei der substantivischen Pluralmarkierung und der Verbmarkierung für die 3. Person Singular, einer der von Stark und Dressler (1990) analysierten Agrammatiker zeigt wesentlich höhere Fehler- und Auslassungsraten bei der Pluralgegenüber der Possessivmarkierung. Verhältnismäßig hohe Auslassungsraten von 67% auch für die Pluralmarkierung finden sich dagegen in der einzigen Untersuchung, in der nicht spontane, sondern elizitierte Äußerungen als Analysematerial heranzogen wurden (Goodglass et al., 1972).

Die auffällige Diskrepanz zwischen den spontansprachlichen und den elizitierten Daten und die Varianz zwischen den einzelnen Patienten läßt Zweifel an der Zuverlässigkeit der Ergebnisse aus den Spontansprachanalysen aufkommen. In Abschnitt 3.1. wurde bereits darauf hingewiesen, daß die Funktion eines grammatischen Morphems mit seiner kontextuellen Vorhersagbarkeit korreliert. Das Fehlen eines strukturell abhängigen Morphems ist im entsprechenden Kontext eindeutig feststellbar, während das Fehlen eines strukturell nicht abhängigen Morphems unter Umständen gar nicht zu bemerken ist. Dies könnte dazu beigetragen haben, daß in den Spontansprachanalysen - wenn überhaupt - nur geringe Auslassungsraten für die substantivische Pluralmarkierung gegenüber höheren für die Possessiv- und Verbmarkierung festgestellt wurden.

Die Variation zwischen den verschiedenen Fällen ist möglicherweise ebenfalls auf ein grundsätzliches Problem in den Spontansprachanalysen zurückzuführen, nämlich der unterschiedlichen Menge obligatorischer Kontexte, auf der die Auslassungs- bzw. Fehlerraten beruhen. Beispielsweise fanden Stark und Dressler (1990) in der Spontansprache eines ihrer Patienten lediglich zwei obligatorische Kontexte für eine Possessivmarkierung, in denen der Patient die Markierung auch jeweils korrekt produzierte, gegenüber 18 obligatorischen Kontexten für Pluralmarkierungen, in denen 6 Auslassungen bzw. Substitutionen vorkamen. Prozentual heißt dies eine hundertprozentige korrekte Verwendung der Possessivmarkierung gegenüber nur 66% korrekten Verwendungen der Pluralmarkierung. Sicherlich ist aber anhand dieser Beobachtung der Schluß, der Patient habe größere Schwierigkeiten bei der Plural- als bei der Possessivmarkierung nicht zu rechtfertigen, da eine Generalisierung auf der Grundlage so geringer Beobachtungshäufigkeiten wie für die Possessivmarkierung äußerst problematisch ist.

Zusammenfassend läßt sich also festhalten, daß sich in den vorliegenden Untersuchungen zur Produktion flektierter Wortformen zwar systematische Leistungsunterschiede zwischen verschiedenen grammatischen Morphemen andeuten, die Ursache für diese Unterschiede jedoch aufgrund der dargestellten methodischen Probleme nicht eindeutig feststellbar ist. Insbesondere die Frage, ob Broca- und Wernicke-Aphasiker identische oder divergierende Leistungsmuster zeigen, ist wegen des Fehlens vergleichbarer Studien an Wernicke-Aphasikern nicht zu beantworten. Da die Beantwortung dieser Frage jedoch für die Klärung der Ursache der Substitutionen von Flexionsformen im Agrammatismus und Paragrammatismus von wesentlichem Interesse ist, soll ihr in einer gezielten Untersuchung zur Produktion flektierter Wortformen im Deutschen weiter nachgegangen werden.

Das Deutsche bietet aufgrund seines gegenüber dem Englischen und Niederländischen weitaus besser erhaltenen Flexionssystems die Möglichkeit, innerhalb verschiedener Wortklassen die Realisation funktional unterscheidbarer grammatischer Morpheme zu überprüfen. Für die Untersuchung ausgewählt wurden als Kategorisierungen mit eigenständiger semantischer Funktion der Numerus beim Substantiv und das Tempus beim Verb und als stärker syntaktisch abhängige Kategorisierungen der Kasus beim Substantiv und der Numerus beim Verb. Zur Vermeidung der angesprochenen Interpretationsprobleme erfolgte keine Analyse spontansprachlicher Daten, sondern es wurden zwei experimentell gelenkte Sprachproduktionsaufgaben konzipiert, in denen gezielt die Produktion bestimmter flektierter Substantiv- und Verbformen elizitiert werden sollte. Auf diese Weise konnten die möglichen Zieläuße-rungen der Patienten stark eingeschränkt werden und die Menge der obligato-rischen Kontexte für die verschiedenen flexionsmorphologischen Kategorien konstant gehalten werden. Die Untersuchungen wurden an zwei größeren Gruppen von Broca- und Wernicke-Aphasikern durchgeführt. Bevor die Untersuchungen in Kapitel 6 und 7 genauer beschrieben werden, erfolgt im nächsten Kapitel eine Darstellung relevanter Aspekte des deutschen Flexionssystems.

5. Linguistische und psycholinguistische Aspekte der Flexionsmorphologie im Deutschen

In diesem Kapitel soll die für die Untersuchung zur Produktion flektierter Wortformen bei Broca- und Wernicke-Aphasikern getroffene Grundannahme, daß im Deutschen der substantivische Numerus und das verbale Tempus flexionsmorphologische Kategorisierungen* mit eigenständigem semantischen Gehalt, der substantivische Kasus und der verbale Numerus dagegen flexionsmorphologische Kategorisierungen mit stärkerer syntaktischer Abhängigkeit sind, spezifiziert und begründet werden. Dazu werden insbesondere funktionale und formale Unterschiede zwischen diesen Kategorisierungen betrachtet. Es folgen Überlegungen inwieweit sich diese Unterschiede auch im Sprachproduktionsprozess widerspiegeln.

5.1. Funktionale und formale Aspekte der Flexionsmorphologie im Deutschen

5.1.1. Allgemeine Bemerkungen

Das Deutsche verfügt mit Numerus, Kasus, Genus, Person, Tempus und Modus über eine ganze Reihe flexionsmorphologisch relevanter Kategorisierungen. Flektiert werden Substantive, Adjektive, Verben, Pronomen und Artikel. Typologisch ist die Flexion im Deutschen dem

---

* Die Differenzierung zwischen flexionsmorphologischer Kategorie und flexionsmorphologischer Kategorisierung erfolgt nach Eisenberg (1989). Eine Kategorisierung ist danach eine Menge von Kategorien, von denen in einer Wortform jeweils nur eine realisiert sein kann. So ist beispielsweise der Numerus eine Kategorisierung mit den Kategorien Singular und Plural, der Kasus eine Kategorisierung mit den Kategorien Nominativ, Genitiv, Dativ, Akkusativ.

fusionierenden Typ (Comrie, 1981; Sapir, 1921) zuzurechnen, da nicht jede Flexionskategorie durch ein spezielles Formativ markiert wird, sondern verschiedene Flexionskategorien in einem Affix verschmelzen. Daraus folgt, daß die Anzahl der segmentierbaren morphologischen Einheiten in einer flektierten Wortform nicht der Anzahl der Flexionskategorien, die eine Wortform repräsentiert, entspricht. Die Fusion erschwert die Überprüfung der Leistungen bezüglich einzelner Flexionskategorien erheblich, macht sie jedoch nicht unmöglich, wenn nicht Auslassungen, sondern Fehler als typische aphasische Reaktion zu erwarten sind. Zudem ist der Grad der Fusion der einzelnen Flexionskategorien unterschiedlich. So sind im Deutschen beispielsweise die Präteritumformen der schwachen Verben durchgängig durch ein Affix gekennzeichnet. Bei den Substantiven erfolgt die Pluralmarkierung ebenfalls weitgehend durch Affigierung, wobei alle Kasusformen eines Substantivs das gleiche Affix enthalten. Dies spricht dafür, daß die Endung tatsächlich nur den Plural markiert und nicht auch den Kasus, der eher von anderen Elementen der Nominalphrase angezeigt wird (Eisenberg, 1989).

Welche grammatischen Kategorisierungen als flexionsmorphologisch gelten können, ist ausschließlich sprachspezifisch in Abgrenzung zur Derivationsmorphologie zu entscheiden. Für die Abgrenzung zwischen Flexion und Derivation wurden verschiedenste Kriterien vorgeschlagen, eine Definition der beiden Typen morphologischer Bildungen anhand formaler oder funktionaler Kriterien ist jedoch unmöglich. Für eine Abgrenzung am besten geeignet erscheint noch das Kriterium der Obligatorik. Danach können solche grammatischen Kategorisierungen als flexionsmorphologisch angesehen werden, die beim Gebrauch eines Wortes einer flektierbaren Wortklasse spezifiziert sein müssen, auch wenn diese semantisch nicht relevant sind. So ist z.B. im Deutschen jede Nominalphrase grammatisch entweder als Singular oder als Plural markiert, auch wenn ihre Bedeutung dieser Markierung nicht entspricht (vgl. Greenberg, 1960; Matthews, 1974; Plank, 1981).

Funktional und formal bestehen zwischen den verschiedenen Flexionskategorisierungen erhebliche Differenzen. Anderson (1985) schlägt vor, drei Typen von Flexionskategorisierungen zu unterscheiden: inhärente, relationale und Kongruenzkategorien. Zu den inhärenten zählt er solche, die die Bedeutung des flektierten Worts selbst betreffen, z.B. die Singular-Plural-Opposition beim Substantiv. Als relational bezeichnet er solche Flexionskategorisierungen, die die Funktion eines Wortes in einer größeren syntaktischen Einheit markieren (z.B. Kasus). Kongruenzkategorien zeigen die syntaktische Zusammengehörigkeit zwischen den an der Kongruenz beteiligten Wortformen an. Bei der Zuordnung der Kategorisierungen zu den drei Typen muß allerdings die Wortklasse, an der eine Markierung erfolgt, mit beachtet werden. So muß im Deutschen für das Substantiv der Numerus zu den inhärenten Kategorisierungen gerechnet werden, der Numerus des Artikels und des Adjektivs ist allerdings den Kongruenzkategorien zuzurechnen. Nach Bybee (1985) korrelieren funktionale Differenzen zwischen verschiedenen Flexionskategorien mit bestimmten formalen Aspekten ihrer Realisierung. Nach diesem Ansatz ist die Stärke der semantischen Relevanz einer Flexionskategorie für die Wortbedeutung mit der Nähe des Affixes zum Stamm und dem Grad der allomorphischen Variation des Stammes und des Affixes assoziiert.

5.1.2. Substantivischer Numerus und Kasus

5.1.2.1. Funktionale Eigenschaften

In den meisten neueren Grammatiken des Deutschen gilt die Wahl des substantivischen Numerus als semantisch motiviert, der Kasus einer Nominalphrase hingegen als syntaktisch determiniert (Eisenberg, 1989; Heidolph, Flämig & Motsch, 1981). Bezüglich des Numerus flektieren Substantive, Pronomen, Artikel, Adjektive und Verben, aber nur beim Substantiv - mit Einschränkungen auch beim Personalpronomen - kann der Numerus als semantisch angesehen werden. Bei den übrigen Wortklassen ist die Numerusdetermination rein syntaktischer Natur, da sie im Satz über die syntagmatische Beziehung der Kongruenz erfolgt.

Für die Einordnung des substantivischen Numerus als semantisch spricht, daß eine Änderung des Numerus bei einem gegebenen Substantiv vom Singular zum Plural oder umgekehrt eine Veränderung des Referenzbereichs des Substantivs bewirkt. Während die Singularform eines im Numerus veränderbaren Substantivs sich auf ein einzelnes Element einer Klasse, bzw. im generischen Gebrauch auf eine Klasse als Gesamtheit bezieht, referiert die Pluralform auf mehrere Elemente einer Klasse (s. z.B. Krifka, 1989). Zudem ist die Wahl des Numerus nicht satzintern determiniert, sondern ergibt sich aus der Mitteilungsintention des Sprechers. Unter Berücksichtigung der Numeruskongruenz ist der Numerus der Nominalphrase in einem Satz frei austauschbar, ohne daß dies die Grammatikalität des Satzes antasten würde.

Der Status des Kasus als rein syntaktischer Kategorisierung ist demgegenüber umstrittener. In der Grammatik existiert eine lange Tradition der Versuche, den einzelnen nicht-präpositionsregierten Kasus Bedeutungen zuzuschreiben (als Überblick s. Helbig, 1973). In heutiger Terminologie könnte man diese Ansätze als Versuche zusammenfassen, Kasus als direkten Ausdruck semantischer Rollen zu deuten. Diese Funktion ist dem Kasus jedoch nicht direkt eigen, da eine ein-eindeutige Beziehung zwischen Kasus und semantischer Rolle nicht besteht. Dieselbe semantische Rolle kann in verschiedenen Kasus auftreten und derselbe Kasus von verschiedenen semantischen Rollen besetzt sein.

Bestimmte Präferenzen einer Zuordnung von semantischer Rolle und Kasus sind allerdings feststellbar. Für das im Deutschen mit dem Nominativ assoziierte Subjekt gibt es nach Fillmore (1968) eine hierarchische Abstufung zwischen den semantischen Rollen, die regelt, welche der vom Verb vergebenen semantischen Rollen im Nominativ realisiert wird. Die in diesem Sinne ranghöchste semantische Rolle ist das Agens, das im Aktiv stets im Nominativ steht. Ist kein Agens vorhanden, folgt die in der Rangfolge nächste semantische Rolle. Mit dieser Gesetzmäßigkeit ist nicht ausgesagt, daß der Nominativ immer als Agens zu interpretieren ist, sondern sie beschreibt bei einer gegebenen Menge semantischer Rollen, welche dem Nominativ zugeordnet wird. Allerdings existiert eine Vielzahl von Fällen, in denen die Besetzung des Subjekts der Hierarchie widerspricht (Reis, 1982).

Von der anderen Seite betrachtet hält Wegener (1985) den für die folgenden empirischen Untersuchungen besonders interessierenden Dativ durchaus für semantisch charakterisierbar:

"er bezeichnet im wesentlichen eine belebte Größe, die in das vom Verb beschriebene Geschehen nur indirekt involviert ist, von ihm nicht verändert wird und den anderen Handlungsbeteiligten selbständig gegenübersteht." (Wegener, 1985: 321)

Diese Charakterisierung mag für die nichtpräpositionalen Dative durchaus zutreffen, sie trifft aber nicht nur auf den Dativ zu, sondern ein auf diese Weise beschriebener Mitspieler kann ebenso im Akkusativ oder im Nominativ auftreten. Dies wird zum einen an semantisch nur schwer differenzierbaren Verbpaaren deutlich, die entweder ein Dativ- oder ein Akkusativobjekt fordern, auf die die von Wegener angegebenen Merkmale jeweils in beiden Fällen zutreffen, z.B.:

jemandem helfen   -   jemanden unterstützen
jemandem begegnen   -   jemanden treffen
jemandem gratulieren -   jemanden beglückwünschen

Zum anderen existiert über die oben bereits genannten hinaus eine ganze Reihe von Verben, die ein Akkusativobjekt fordern, dem die gleichen semantischen Eigenschaften zugesprochen werden können, z.B.:

jemanden sehen
jemanden loben

Da die Verben mit Akkusativobjekt passivierbar sind, können die gleichen semantischen Rollen, die hier als Akkusativ realisiert sind, dann auch im Nominativ auftreten. Welche semantische Rolle in welchem Kasus realisiert wird, ergibt sich wohl aus einem Zusammenspiel von semantischen und pragmatischen Faktoren und aus idiosynkratischen Eigenschaften des Verbs.
    Nimmt man an, daß während des Prozesses der Sprachproduktion die semantischen Rollen der Mitspieler in Abhängigkeit von der Situation, die der Sprecher in seiner Äußerung beschreiben will, bereits auf einer vorsprachlichen, konzeptuellen Ebene spezifiziert sind (Levelt, 1989), so folgt aus den vorherigen Annahmen, daß innerhalb der sprachlich-formalen

Kodierung diese semantischen Rollen nicht direkt auf eine bestimmte Kasusform abgebildet werden können, sondern daß hierzu lexikalische Information des Verbs hinzugezogen werden muß. Für das Sprachverständnis gilt Analoges, was allerdings ein wenig eingeschränkt werden muß. Trifft die oben genannte Charakterisierung Wegeners auf den Dativ zu, so könnte zumindest den nichtpräpositionalen Dativen im Sprachverständnisprozeß möglicherweise direkt, d.h., ohne Beachtung kontextueller Information eine semantische Rolle zugeschrieben werden. Dies gilt jedoch nicht für Nominative und Akkusative, in denen ja eine größere Anzahl verschiedener semantischer Rollen auftreten kann. Einer Nominalphrase im Nominativ oder Akkusativ kann dementsprechend nicht unabhängig von der Verbbedeutung eine semantische Rolle zugeordnet werden. Hierzu ist zunächst die Beachtung der Verbbedeutung notwendig, die festlegt, welche semantische Rollen die im Satz genannten Mitspieler haben können. Die Kasusmarkierungen liefern dann die notwendige Information zur Zuordnung von semantischer Rolle und Mitspieler. Nach Befunden von MacWhinney, Bates und Kliegel (1984) richten sich Sprecher des Deutschen bei der Identifizierung des Agens im Satz eindeutig nach den Kasusmarkierungen und beziehen Wortfolgeinformation oder semantische Kriterien nur ein, wenn die Kasusmarkierungen ambig sind.

Syntaktisch läßt sich die Verbabhängigkeit des Kasus über die syntagmatische Beziehung der Rektion beschreiben. Nach Eisenberg (1989) besteht die Beziehung der Rektion zwischen zwei Konstituenten dann, wenn ein inhärentes Merkmal einer Konstituente die Flexionsform einer anderen festlegt. Genau diese Beziehung besteht zwischen dem Verb und seinen Ergänzungen. Dem Verb kommt damit eine zentrale Rolle in der Satzstruktur zu: es legt die Zahl seiner Ergänzungen und deren semantische Rollen fest und bestimmt in vielen Fällen die Form der Ergänzungen und die Zuordnung zwischen semantischer Rolle und Ergänzung. Diese syntagmatische Abhängigkeit der Form der einzelnen Nominalphrasen vom Verb drückt sich darin aus, daß in einem gegebenen Satz der Kasus der einzelnen Nominalphrasen nicht veränderbar ist, ohne daß der Satz ungrammatisch wird.

5.1.2.2. Formale Eigenschaften

Zwischen substantivischem Numerus und Kasus zeigen sich deutliche Unterschiede in der formalen Markierung, die als Ausdruck der beschriebenen funktionalen Differenzen gewertet werden können. Die substantivische Pluralmarkierung erfolgt im Deutschen in erster Linie durch Affigierung. Zudem kann eine Stammveränderung durch Umlautung stattfinden, die entweder zusätzlich zur Affigierung oder als einzige Pluralmarkierung auftreten kann. Bei Maskulina und Neutra kennzeichnet auch die Artikelform den Numerus, die bei einigen Substantiven die einzige Numerusmarkierung darstellt.

Als Pluralaffixe stehen vier Flexionsendungen -(e)n, -er, -s und -e zur Verfügung. Eine reguläre Beschreibung der Verteilung der verschiedenen Affixe ist unter Berücksichtigung phonologischer, morphologischer und morphosyntaktischer Merkmale des Substantivs nur anhand eines aufwendigen Regelapparats eingeschränkt und unter Inkaufnahme einer ganzen Reihe von Ausnahmen möglich (Bergenholtz & Mugdan, 1979; Köpcke, 1987, 1988; Mugdan, 1977). Trotzdem stimmen Sprecher des Deutschen bei der Aufgabe, Kunstwörter zu pluralisieren, in den gebildeten Formen in hohem Maß überein (Köpcke, 1987, 1988). Köpcke (1988, 1993) erklärt diesen Befund mit der Annahme, daß der Muttersprachler über Schemata prototypischer Singular- bzw. Pluralformen verfügt. Die prototypische Pluralform ist nach diesem Ansatz mehrsilbig (s.a. Eisenberg, 1991), hat eins der vier genannten Pluralaffixe und enthält einen Umlaut. Die prototypische Singularform ist dagegen einsilbig, lautet nicht auf eins der Pluralaffixe aus und enthält keinen Umlaut. Die tatsächlich existierenden Wortformen bewegen sich zum Großteil zwischen diesen Idealen, indem sie mehr oder weniger dieser prototypischen Eigenschaften aufweisen. Entsprechend groß oder geringfügig kann daher im Einzelfall die formale Differenzierung zwischen Singular- und entsprechender Pluralform ausfallen. Insgesamt läßt sich jedoch festhalten, daß die formale Differenzierung zwischen Singular- und Pluralform am Substantiv bei der Mehrzahl der Substantive sehr deutlich ist.

Demgegenüber erfolgt die Markierung des Kasus seltener am Substantiv selbst, sondern wird in erster Linie vom Determinator innerhalb der Nominalphrase übernommen. Die Fälle einer substantivischen Kasusmarkierung sind nach phonologischen und morphosyntaktischen Eigenschaften der Substantive klar einzugrenzen und in ihrer Form regulär zu beschreiben. Am besten ist die substantivische Kasusmarkierung für den Genitiv erhalten. Beim Großteil der Maskulina und Neutra erfolgt die Genitivmarkierung durch die Affigierung von -(e)s, wobei in den meisten Fällen freie Variation zwischen den beiden Formen möglich ist. Das Affix -es ist lediglich bei auf /s/ bzw. /z/ auslautenden Substantiven obligatorisch, das Affix -s bei auf Vollvokal auslautenden Substantiven und bei Substantiven mit den Suffixen oder Pseudo-suffixen -er, -el und -en. Bei einer kleinen Gruppe von Maskulina, Eisenberg (1989) nennt diese schwache Maskulina, erfolgt die Genitivmarkierung durch das Suffix -(e)n (z.B. des Bären, des Affen). Die Markierung des Datives durch das Suffix -e (z.B. dem Manne) ist im Deutschen im Verschwinden begriffen (Eisenberg, 1989). Eine obligatorische Dativmarkierung findet sich nur bei Pluralformen, deren Pluralstamm nicht bereits auf -n auslautet (z.B. den Kindern). Bei den schwachen Maskulina findet sich auch im Dativ-Singular das Affix -(e)n (z.B. dem Affen). Am seltensten wird der Akkusativ gegenüber dem Nominativ formal markiert, nämlich nur bei den schwachen Maskulina (z.B. den Affen). Die beim Plural beobachteten Stammveränderungen durch Umlautung sind zwischen verschiedenen Kasusformen nicht vorhanden.

Vergleichend läßt sich also festhalten, daß die formale Differenzierung zwischen substantivischen Singular- und Pluralformen weitaus ausgeprägter ist, als die zwischen verschiedenen Kasusformen. Die Artikelform ist in den meisten Fällen die einzige Kasusmarkierung einer Nominalphrase, der Numerus ist hingegen oft sowohl am Substantiv als auch am Artikel markiert. Insgesamt ist also die Numerusmarkierung weitaus redundanter als die Kasusmarkierung. Es hat den Anschein, daß sich die stärkere semantische Funktion des Numerus gegenüber dem Kasus in einer stärkeren formalen Markierung des Numerus widerspiegelt, die wiederum möglicherweise zu einer besseren perzeptuellen Identifizierbarkeit von Numerusinformation gegenüber Kasusinformation führt.

Die bessere Kennzeichnung des Numerus gegenüber dem Kasus zeigt sich in einem weiteren Punkt. Jede Nominalphrase ist eindeutig als einer der beiden Numeruskategorien zugehörig formal markiert. Dies gilt jedoch nicht für die Kasusmarkierung, da systematische Synkretismen zwischen Nominativ und Akkusativ bei Neutra, Feminina und im Plural bestehen. Die eindeutigere Numerusmarkierung ist deshalb notwendig, da sich der Numerus einer Nominalphrase nicht kontextuell erschließen läßt. Die formale Identität von Nominativ und Akkusativ (z.B. Die Mutter sucht die Tochter) kann zwar dazu führen, daß ein Satz ambig wird, da in diesem Fall anhand der Kasusmarkierungen die semantischen Rollen den Mitspielern nicht mehr zugeordnet werden können. In der Kommunikation führt dies jedoch wohl eher selten zu Mißverständnissen, da beim Verstehen von Sätzen Wortfolgeinformation, Intonation, Kontext- und Weltwissen zur Satzinterpretation vom Hörer mit herangezogen werden (MacWhinney et al., 1984). Offensichtlich deckt sich auch hier die stärkere semantische Funktion des Numerus mit einer eindeutigeren Markierung der Numeruskategorien.

5.1.3. Verbaler Numerus und Tempus

Das Verbparadigma stellt das komplexeste Paradigma in der deutschen Sprache dar, da fünf flexionsmorphologische Kategorisierungen mit einer verschieden großen Anzahl von Kategorien für das Verb angesetzt werden. Verben flektieren im Deutschen nach der sogenannten Stammflexion, d.h., es existiert keine unflektierte Grundform, anhand derer weitere Formen gebildet werden, sondern Verbformen haben stets eine Flexionsendung. Problematisch bei dieser Kennzeichnung ist allerdings der Imperativ, der in vielen Fällen dem Präsensstamm entspricht.

5.1.3.1. Funktionale Eigenschaften

In den meisten neueren Grammatiken werden für das Deutsche sechs Tempora angesetzt: Präsens, Präteritum, Perfekt, Plusquamperfekt, Futur 1 und Futur 2 (z.B. Duden, 1984; Eisenberg, 1989; Heidolph et al., 1981). Im allgemeinen wird angenommen, daß die Hauptfunktion der Tempusmarkierung in der zeitlichen Einordnung der in einer Äußerung genannten Ereignisse oder Sachverhalte liegt, wobei die sechs genannten Tempora des Deutschen auf drei außersprachliche Zeitpunkte oder Zeiträume referieren: die Vergangenheit, die Gegenwart und die Zukunft. Dabei wird eine Zuordnung getroffen von Präsens und Perfekt als Tempora der Gegenwart, Präteritum und Plusquamperfekt als Tempora der Vergangenheit und Futur 1 sowie Futur 2 als Tempora der Zukunft. Daß mit dieser Charakterisierung die Semantik der einzelnen Tempora noch nicht erschöpfend erfaßt sein kann, zeigt sich schon allein daran, daß jeweils zwei Tempora einem Zeitraum zugewiesen werden. Es wäre daher weiter zu fragen, worin sich die innerhalb eines Zeitraums angesiedelten Tempora voneinander unterscheiden. Nach Thieroff (1992) lassen sich hier zwei Ansätze unterscheiden. Zum einen werden die Unterschiede zwischen den Tempora eines Zeitraums aspektuell gedeutet. Danach signalisieren Perfekt, Plusquamperfekt und Futur 2 die Abgeschlossenheit einer Handlung, eines Vorgangs etc., während Präsens, Präteritum und Futur 1 diesbezüglich unmarkiert sind. Zum anderen wird angenommen, daß Perfekt, Plusquamperfekt und Futur 2 die Vorzeitigkeit einer Handlung etc. relativ zum anderen Tempus des jeweiligen Zeitraums kennzeichnet; d.h., Perfekt kennzeichnet Vorzeitigkeit gegenüber dem Präsens, Plusquamperfekt gegenüber dem Präteritum und Futur 2 gegenüber dem Futur 1.

Die Idee der gegenseitigen Relativität der Tempora liegt der bis heute einflußreichen Theorie der Tempusbedeutung von Reichenbach (1966) zugrunde. Reichenbach führt für die Beschreibung der Tempussemantik drei Zeitpunkte ein, deren mögliche verschiedene Konstellationen zueinander die Bedeutung der verschiedenen Tempora wiedergeben: die Sprechzeit als der Zeitpunkt, zu der eine Äußerung getan wird; die Ereigniszeit als der Zeitpunkt, zu dem das in der Äußerung beschriebene Ereignis stattfindet; die

Referenzzeit als Zeitpunkt, zu dem das in der Äußerung beschriebene Ereignis in eine zeitliche Beziehung gesetzt wird. Die Semantik der für das später beschriebene Experiment wesentlichen Tempora Präsens und Präteritum läßt sich nach diesem Ansatz wie folgt beschreiben. Beim Präsens fallen Sprechzeit, Ereigniszeit und Referenzzeit zusammen, beim Präteritum sind Ereigniszeit und Referenzzeit ebenfalls identisch, liegen aber vor der Sprechzeit. Der wesentliche Unterschied zwischen den beiden Tempora liegt also im Verhältnis von Ereignis- und Referenzzeit zur Sprechzeit.

Die Diskussion um eine genauere Erfassung der Semantik der einzelnen Tempora wird sehr kontrovers geführt (s. Thieroff, 1992). Diese Diskussion kann und soll an dieser Stelle nicht näher dargestellt werden. Für die Fragestellung unserer Untersuchung ist eine Festlegung der Tempusbedeutung im einzelnen ohnehin nicht relevant, wesentlich ist lediglich, daß die verbale Tempusform nicht von den syntaktischen Beziehungen der Kongruenz oder Rektion determiniert ist, sondern daß sie in einem gegebenen Satz nach semantischen Kriterien frei wählbar ist. Dies drückt sich darin aus, daß in den meisten Sätzen verschiedene Tempora frei gegeneinander austauschbar sind. In dieser Hinsicht entspricht das verbale Tempus dem substantivischen Numerus.

Die Person- und Numerusmarkierung des Verbs ist dagegen über die Subjekt-Verb-Kongruenz im Deutschen syntagmatisch bedingt. Die Verbform ist durch Person und Numerus des Subjekts festgelegt und in keinem Fall variabel. Informationell ist die Person- und Numerusmarkierung also in den meisten Fällen redundant. Allerdings kann die Subjekt-Verb-Kongruenz auch zur Identifizierbarkeit des Subjekts beitragen, wenn dies aufgrund des Synkretismus zwischen Nominativ und Akkusativ anhand der Kasusmarkierungen nicht möglich ist. Hier hilft die Subjekt-Verb-Kongruenz allerdings nur dann weiter, wenn die Nominalphrasen der beiden möglichen Subjektkandidaten im Numerus nicht identisch sind. Diese Information wird zur Identifizierung des Subjekts auch durchaus genutzt, wenn die Kasusmarkierungen ambig sind (Bates, Friederici & Wulfeck, 1987b; MacWhinney et al., 1984).

5.1.3.2. Formale Eigenschaften

Nur zwei der sechs Tempusformen des Deutschen werden durch einfache Verbformen realisiert, das Präsens und das Präteritum. Daraus ergibt sich die Beschränkung für die geplante Untersuchung auf die Verwendung dieser beiden Tempora. Beim Vergleich dieser Formen sind genau wie beim Vergleich zwischen substantivischem Singular und Plural einige formale Differenzen zu beobachten. Wie es für flektierende Sprachen typisch ist, findet sich in den einzelnen Formen keine segmentierbare Markierung für jede der fünf für die Verbflexion wesentlichen Flexionskategorien. So repräsentiert beispielsweise eine Form wie "gehe" die Kategorien 1. Person Singular Präsens Indikativ Aktiv, wobei diese Kategorien jedoch in der Form verschmelzen und sich in anderen Formen, bei denen ein Teil der Kategorien identisch ist, nicht wiederfinden (z.B. "gehst": 2. Person Singular Präsens Indikativ Aktiv).

Allerdings ist die formale Differenzierung zwischen Präsens und Präteritum deutlich. Alle Präteritumformen eines Verbs weisen gegenüber den Präsensformen ein gemeinsames formales Merkmal auf, das entweder in einem Affix oder in einer Stammveränderung bestehen kann. Die meisten Grammatiken gehen davon aus, daß für Präsens und Präteritum zwei verschiedene Stämme anzusetzen sind, die zur Bildung der Personformen herangezogen werden (Eisenberg, 1989; Heidolph et al., 1981). Zwischen Präsensstamm und Präteritalstamm sind folgende formale Unterschiede zu beobachten. Bei den sogenannten schwachen Verben sind Präsens- und Präterialstamm durch das Affix -t(e)- am Präteritalstamm differenziert (z.B. lach- vs. lacht-). Bei den starken Verben findet sich eine Variation des Stammvokals, die sogenannte Ablautung (z.B. flieg- vs. flog-). Bei den gemischten Verben findet sich sowohl Affigierung als auch Vokalwechsel (z.B. brenn- vs. brannt-). Daneben gibt es eine Reihe von Verben, bei denen in noch stärkerem Maße Stammveränderungen auftreten (z.B. denk- vs. dacht-). An der Form des Präsensstamms ist weder erkennbar, zu welcher dieser Konjugationsklassen das Verb gehört, noch bei Ablautung, welcher Vokal den Vokal des Präsensstamms im Präteritalstamm ersetzt (s. Mater, 1968). Es ist allerdings eine Tendenz zur Vereinheitlichung der Flexionsmuster zu beobachten, die das Konjugationsmuster der schwachen Verben verstärkt. Dies zeigt sich darin, daß relativ "junge" Verben (z.B. faxen) stets nach dem schwachen Muster flektieren und daß bei einigen Verben Doppelformen auftreten (z.B. buk vs. backte, sog vs. saugte). Da gerade eine Reihe von Verben mit sehr hoher Gebrauchshäufigkeit stark konjugiert werden, wird sich dieses Muster aber sicher noch eine Weile halten. Insgesamt läßt sich festhalten, daß jede finite Verbform bezüglich des Tempus eindeutig markiert ist, d.h., das Tempus ist allein anhand der Verbform bestimmbar.

Die Numerusdifferenzierungen sind ausschließlich in Verbindung mit den Personmarkierungen zu treffen, da weder im Singular noch im Plural ein nur den Numerus markierendes Affix vorhanden ist. Im Präsens sind bei einem Großteil der Verben die Formen für die 3. Person Singular und die 2. Person Plural identisch, so daß ohne den entsprechenden Kontext Numerus und Person einer Verbform nicht eindeutig bestimmt werden können. Eine Ausnahme bilden hier die Verben, die im Präsens einen Vokalwechsel in den Formen für die 2. und 3. Person Singular zeigen (z.B. ich laufe - er läuft) sowie die meisten Modalverben, bei denen der Präsensstamm der 1., 2. und 3. Person Singular jeweils einen anderen Vokal aufweist als die entsprechenden Pluralformen (z.B. kann - können). Im Präteritum herrscht bei allen Verben Formgleichheit zwischen 1. und 3. Person in beiden Numeri. Insgesamt läßt sich also sagen, daß Person und Numerusmarkierung eines Verbs in vielen Fällen nicht eindeutig sind, sondern erst unter Beachtung des Kontexts bestimmt werden können.

Für den substantivischen und den verbalen Bereich zusammengefaßt, lassen sich also die folgenden Aussagen treffen. Der substantivische Numerus und das verbale Tempus sind flexionsmorphologische Kategorisierungen, die nicht von syntaktischen Kongruenz- oder Rektionsbeziehungen determiniert sind, sondern deren Festlegung in einem konkreten Satz nach semantischen Kriterien erfolgt. Für den stärkeren semantischen Status dieser Kategorisierungen spricht auch die höhere Eindeutigkeit in der formalen Markierung, die größere allomorphische Variation und das höhere Maß an Stammveränderungen. Der substantivische Kasus und der verbale Numerus sind demgegenüber syntaktisch determinierte Flexionskategorisierungen, der Kasus über die Rektionsbeziehungen zum Verb, der verbale Numerus über die Kongruenzbeziehung zum Subjekt. Formal geht dies mit häufigeren synkretischen Formen, weniger allomorphischer Variation in den Markierungen und selteneren Fällen von Stammveränderung einher. Auch die von Bybee (1985) in einer Reihe von Sprachen festgestellte Korrelation zwischen der Stärke des semantischen Gehalts und der Nähe des Affixes zum Stamm findet sich hier wieder. So wird beim Verb das Präteritalaffix direkt an den Stamm angefügt, Numerus- und Personendung folgt diesem. Gleiches gilt für die Fälle, in denen im Deutschen das Substantiv eine unterscheidbare Numerus- und Kasusendung aufweist, wie bei etlichen Substantiven im Dativ Plural (z.B. den Kindern). Auch in diesen Fällen steht die semantisch gehaltvollere Pluralmarkierung (-er) vor der Dativmarkierung (-n).

5.2. Überlegungen zur Produktion flektierter Wortformen

Nachdem im vorangegangenen Abschnitt funktionale Unterschiede zwischen den verschiedenen flexionsmorphologischen Kategorisierungen festgestellt wurden, soll nun gefragt werden, inwieweit diese funktionalen Unterschiede Verarbeitungsunterschiede in der Sprachproduktion reflektieren bzw. bedingen. Grundlage für diesen Abschnitt sind Überlegungen von Levelt (1989) zur Produktion flektierter Wortformen, die auf dem Sprachproduktionsmodellen von Garrett (1975, 1980, 1988) sowie von Kempen und Hoenkamp (1987) basieren. Nach diesem Ansatz stellt eine vorsprachliche, konzeptuelle Repräsentation der Mitteilungsintention des Sprechers den Ausgangspunkt für die syntaktischen und phonologischen Formulierungsprozesse dar, die in einer sprachspezifischen Verarbeitungskomponete, dem Formulator, ablaufen. Eine zentrale Steuerungsfunktion für die sprachlichen Formulierungsprozesse wird dem Lexikon zugeschrieben, das sozusagen eine Mittlerfunktion zwischen Repräsentation der Mitteilungsintention und sprachlicher Formulierung erfüllt:

"The assumption that the lexicon is an essential mediator between conceptualization and grammatical and phonological encoding will be called the lexical hypothesis. The lexical hypothesis entails, in particular, that nothing in the speaker's message will by itself trigger a particular syntactic form, such as a passive or a dative construction. There must always be mediating lexical items, triggered by the message, which by their grammatical properties and their order of activation cause the Grammatical Encoder to generate a particular syntactic structure." (Levelt, 1989: 181)

In Anlehnung an einen Vorschlag von Kempen und Huijbers (1983) nimmt Levelt an, daß jeder Lexikoneintrag aus einem sogenannten Lemma und der zugehörigen phonologischen Form besteht. Das Lemma umfaßt semantische Information, über die die Aktivierung des Lemmas aus der vorsprachlichen Mitteilungsebene erfolgt. Darüber hinaus enthält das Lemma syntaktische Information, z.B. die Spezifikation der Wortklasse, der das Lemma angehört, bei Verben auch die Menge und Form der Komplemente, die das Verb nimmt. Zudem enthält das Lemma eine Liste der flexionsmorphologisch relevanten Kategorisierungen. Die syntaktische Information des Lemmas kann als Anweisung für die syntaktischen Formulierungsprozessse verstanden werden, denn sie löst eine Reihe syntaktischer Prozeduren aus, die eine für das Lemma adäquate syntaktische Umgebung erstellen. So aktiviert beispielsweise die Wortklassenspezifikation eines Lemmas der Klasse "Nomen" die syntaktischen Prozeduren zur Erstellung einer Nominalphrase. Diese Prozeduren sorgen auch dafür, daß die flexionsmorphologischen Kategorisierungen in ihren Kategorien festgelegt werden. Erst danach kann aus dem Formlexikon der entsprechende phonologische Eintrag abgerufen werden. Die Prozeduren zur Festlegung der flexionsmorphologischen Kategorisierungen werden bei Levelt nicht näher beschrieben. Man kann jedoch vermuten, daß sich die in den vorherigen Abschnitten dargelegten funktionalen Unterschiede zwischen den flexionsmorphologischen Kategorisierungen auch in den Sprachproduktionsprozessen auswirken. Der wesentliche Unterschied zwischen den semantisch motivierten und den syntaktisch determinierten Kategorisierungen besteht für die Sprachproduktion darin, woher die Information, die zur Fixierung der Kategorien notwendig ist, kommt.

Die für die Festlegung von substantivischem Numerus und verbalem Tempus relevante Information muß bereits Teil der konzeptuellen Repräsentation der Mitteilungsintention sein, da diese die einzige Eingabe für die sprachlichen Formulierungsprozesse darstellt. Man könnte also vermuten, daß substantivischer Numerus und verbales Tempus bereits sehr früh im Formulierungsprozeß im Lemma fixiert werden. Für eine gegenüber anderen Kategorisierungen frühere Fixierung dieser Kategorien gibt es zwar meines Wissens keine empirische Evidenz aus der Psycholinguistik. Dafür könnte aber sprechen, daß sowohl die Numeruskategorie einer Nominalphrase als auch die Tempuskategorie des Verbs einen Effekt auf syntaktische Aspekte eines Satzes haben und damit auch auf die syntaktischen Verarbeitungsprozeduren. So ist es vom Numerus einer Nominalphrase abhängig, ob diese obligatorisch einen Determinator benötigt oder ob der Determinator fakultativ ist. Ersteres gilt für viele Nominalphrasen im Singular, letzteres für Nominalphrasen im Plural:

*Hans ißt Kirsche.
Hans ißt Kirschen.

Das Verbtempus bestimmt die Stellung des Vollverbs mit. Bei zusammengesetzten Verbformen, die das Perfekt, Plusquamperfekt und die beiden Tempora des Futurs repräsentieren, unterliegt das Vollverb als infiniter Verbteil anderen Stellungsregularitäten als beim Präsens und Präteritum, wo das Vollverb gleichzeitig das finite Verb ist.

Die Information, die für die Festlegung von Kasus und verbalem Numerus notwendig ist, ist dagegen noch kein direkter Bestandteil der konzeptuellen Repräsentation, sondern kann erst während der sprachlichen Formulierungsprozesse, speziell in Verbindung mit dem Lexikonzugriff gewonnen werden. Wie bereits ausgeführt, kann erst in Verbindung mit der syntaktischen Information des Verblemmas eine Zuordnung von bereits in der konzeptuellen Repräsentation kodierten semantischen Rollen zu syntaktischen Funktionen und damit auch zu einem bestimmten Kasus vorgenommen werden. Somit kann erst nach dem Lexikonzugriff eine Nominalphrase als Subjekt ausgewiesen und erst danach die Verbform abgestimmt werden. Für eine spätere Fixierung dieser Kategorisierungen spricht auch, daß weder Kasus noch verbaler Numerus in irgendeiner Weise syntaktische Aspekte eines Satzes beeinflussen.

5.3. Annahmen zur Produktion flektierter Wortformen bei Broca- und Wernicke-Aphasikern

Die in Kapitel 4 dargestellten Befunde deuten darauf hin, daß Broca-Aphasiker bei der Realisation semantisch motivierter Flexionskategorien weniger Probleme haben als bei der Realisation syntaktisch determinierter. Für die Produktion flektierter Wortformen im Deutschen sollte dies nach den vorherigen Ausführungen bedeuten, daß der substantivische Numerus von Broca-Aphasikern häufiger korrekt produziert wird als der Kasus. Für den verbalen Bereich ist eine häufigere korrekte Produktion des Tempus gegenüber dem Numerus zu erwarten. Ein solches Ergebnismuster ließe darauf schließen, daß die Schwierigkeiten der Broca-Aphasiker bei der Produktion flektierter Wortformen auf einer Störung der syntaktischen Verarbeitungsmechanismen beruhen, deren Aufgabe es ist, die syntaktisch bedingten flexionsmorphologischen Kategorisierungen zu fixieren.

Für die Wernicke-Aphasiker läßt sich weder auf der Grundlage vorhandener empirischer Ergebnisse noch anhand der vorliegenden Erklärungsansätze zum Paragrammatismus eine so eindeutige Hypothese formulieren. Geht man wie Heeschen (1985) davon aus, daß Agrammatismus und Paragrammatismus und damit auch die flexionsmorphologischen Probleme bei Broca- und Wernicke-Aphasikern durch die gleiche zugrundeliegende Störung ausgelöst werden, sollten sich keine Unterschiede in den Leistungsmustern zwischen Broca- und Wernicke-Aphasikern zeigen. In diesem Fall müßten die für die Broca-Aphasiker erwarteten Leistungsunterschiede zwischen den verschiedenen Kategorisierungen in gleicher Weise bei den Wernicke-Aphasikern zu beobachten sein.

Analog zu den Befunden Friedericis (1982) und unter der Hypothese, daß die flexionsmorphologischen Fehler der Wernicke-Aphasiker wie semantische Paraphasien semantisch-lexikalische Ursachen haben, müßte sich jedoch bei den Wernicke-Aphasikern ein anderes Leistungsmuster zeigen als bei den Broca-Aphasikern. In diesem Fall sollten die Wernicke-Aphasiker bei der Realisierung der semantisch motivierten Flexionskategorien größere Probleme haben als bei den syntaktisch determinierten, d.h., Wernicke-Aphasiker sollten im Gegensatz zu den Broca-Aphasikern den Kasus häufiger korrekt produzieren als den substantivischen Numerus, den verbalen Numerus häufiger als das Tempus.

Diese Hypothesen wurden mithilfe von zwei Untersuchungen zur Produktion flektierter Substantive und zur Produktion flektierter Verben überprüft. Im Substantivexperiment wurden von den Probanden die Produktion von Nominalphrasen in zwei verschiedenen Numerusformen - Singular und Plural - und in zwei verschiedenen Kasusformen - Nominativ und Dativ - verlangt. Im Verbexperiment war die Produktion von Verbformen in zwei verschiedenen Tempora - Präsens und Präteritum - und den beiden Numerusformen Singular und Plural gefordert. Beide Untersuchungen wurden mit Gruppen von Broca- und Wernicke-Aphasikern und jeweils einer Gruppe im Alter annähernd vergleichbarer nicht-aphasischer Kontrollprobanden durchgeführt.

6. Untersuchung zur Produktion flektierter Substantive

6.1. Probanden

Insgesamt wurden 32 aphasische Patienten in verschiedenen Rehabilitations-kliniken in Berlin und dem Bundesgebiet untersucht. Eine Vorauswahl der Probanden erfolgte nach folgenden Kriterien:

- linkshirnige Schädigung mit Symptomen einer Broca- bzw. einer Wernicke-Aphasie
- agrammatische oder paragrammatische Merkmale in der Spontansprache
- Krankheitsbeginn mindestens drei Monate zurückliegend
- Deutsch als Muttersprache
- Alter zwischen 20 und 70 Jahren

In die experimentellen Untersuchungen sollten entsprechend der Fragestellung nur Patienten einbezogen werden, deren Symptomkombination durch ein standardisiertes Testverfahren eindeutig als Broca- bzw. Wernicke-Aphasie klassifiziert werden konnte. Dazu wurde mit allen vorab ausgewählten Patienten der Aachener Aphasietest (AAT; Huber et al., 1983) durchgeführt. Der AAT ist ein standardisierter, deutschsprachiger Aphasietest, der eine Klassifikation aphasischer Patienten in die vier Syndrome amnestische Aphasie, Broca-Aphasie, Wernicke-Aphasie oder globale Aphasie vornimmt. Zudem läßt sich anhand des AATs der syndromspezifische und der allgemeine Schweregrad der Aphasie bestimmen. Der Test überprüft die sprachlichen Leistungen in verschiedenen Modalitäten. Es wird eine Einschätzung von in einem Interview gewonnenen spontanen Äußerungen der Patienten in bezug auf Kommunikationsverhalten, Artikulation, Prosodie, semantische, phone-matische und syntaktische Struktur durchgeführt. Zudem werden die Leistun-gen beim Nachsprechen, Benennen, Sprachverständnis und in der Schriftsprache erfaßt. Nach den Ergebnissen dieses Tests lag bei 14 der untersuchten Patienten eine Broca-Aphasie, bei 12 eine Wernicke-Aphasie, bei 5 eine amnestische Aphasie und bei einem Patienten eine Leitungsaphasie vor. In die eigentliche Untersuchung gingen nur die 14 nach dem AAT als Broca- und die 12 als Wernicke-Aphasiker klassifizierten Patienten ein. Bei zwei der Broca-Aphasiker und einem Wernicke-Aphasiker mußte die Durchführung der Untersuchung aufgrund zu starker Schwierigkeiten abgebrochen werden (zum Abbruchkriterium s. Abschnitt 6.3.). Bei einem der Broca-Aphasiker machten zu massive dysarthrische Entstellungen eine Analyse seiner Äußerungen in Hinblick auf die Produktion von Flexionsendungen unmöglich. Die endgültigen Probandengruppen bestanden danach aus 11 Broca- und 11 Wernicke-Aphasikern. Alle Broca-Aphasiker wiesen in ihrer Spontansprache Merkmale des Agrammatismus auf, alle Wernicke-Aphasiker Merkmale des Paragrammatismus.

Die experimentellen Untersuchungen wurden darüber hinaus mit einer Gruppe von 12 neurologisch nicht auffälligen, im Alter den aphasischen Patienten vergleichbaren Kontrollpersonen durchgeführt (Mdn = 52, range: 36 - 70), deren Muttersprache ebenfalls Deutsch war. Tabelle 2 gibt einen Überblick über die Kennwerte für Alter, Krankheitsdauer, Leistungen im AAT und die Alloc-Klassifikation des AAT für die einzelnen Probanden der beiden Aphasikergruppen. Ein Vergleich der Probandengruppen in bezug auf Alter, Krankheitsdauer und die Leistungen im Token Test, die als syndromunabhängiges Maß des Schweregrads der Aphasie gelten (Huber et al., 1983), zeigten folgende Ergebnisse. Die sich in den Medianen andeutenden Altersunterschiede zwischen den drei Untersuchungsgruppen waren statistisch nicht signifikant (Kruskal-Wallis-Test: H(df = 2) = 5.13; .05 < p < .10). Das gleiche gilt in bezug auf die Krankheitsdauer (Mann-Whitney-U-Test: z = 1.51; p > .10) und die Leistungen im Token Test (Mann-Whitney-U-Test: z = 1.87; .05 < p < .10) für die beiden Aphasikergruppen.

1. Broca-Aphasiker

Pb-Nr.	Alter	Dauer	Spont. 123456	TT	NA	SC	BE	VE	Klass.
1	52	32	334442	7	123	82	97	86	BR 100%
2	46	79	234451	14	131	42	89	88	BR 100%
3	44	15	224322	19	84	44	84	92	BR 100%
4	53	57	215442	10	144	83	110	110	BR 100%
5	33	75	235451	21	115	68	107	104	BR 100%
6	41	3	155421	31	74	66	88	88	BR 100%
7	48	49	245342	22	130	51	86	85	BR 100%
8	65	32	135331	19	108	58	99	100	BR 100%
9	45	41	233342	10	130	72	87	75	BR 100%
10	25	28	135441	37	107	9	88	67	BR 99,1%
11	54	35	335442	8	132	86	114	101	BR 100%
Mdn:	46	35		19					
range:	25-65	3-79		7-37					

2. Wernicke-Aphasiker

Pb-Nr.	Alter	Dauer	Spont. 123456	TT	NA	SC	BE	VE	Klass.
1	56	3	225434	28	125	63	48	64	WE 99,0%
2	65	3	345454	14	138	1	49	31	WE 100%
3	52	15	335343	29	125	47	95	70	WE 99,5%
4	35	4	455444	20	62	6	33	100	WE 100%
5	67	4	234333	21	84	13	41	72	WE 100%
6	45	14	245443	41	96	55	71	81	WE 99,5%
7	49	60	455353	22	112	77	79	81	WE 100%
8	61	20	344334	21	93	54	102	78	WE 99,9%
9	70	141	455333	27	109	72	112	109	WE 99,6%
10	62	30	254343	20	141	39	88	93	WE 75,3%
11	57	47	454443	25	101	78	100	97	WE 94,1%
Mdn:	57	15		22					
range:	35-70	3-141		14-41					

Tab. 2: Probandenübersicht

Erläuterungen:
Alter: Alter in Jahren; *Dauer*: Krankheitsdauer in Monaten; *Spont.*: Bewertung der Spontansprache (min=0; max=6), 1: Kommunikationsverhalten, 2: Artikulation und Prosodie, 3: automatisierte Sprache, 4: semantische Struktur, 5: phonematische Struktur, 6: syntaktische Struktur; *TT*: alterskorrigierter Fehlerpunktwert im Token Test (min=0; max=50); *NA*: Nachsprechen (min=0; max=150; *SC*: Schriftsprache (min=0; max=90); *BE*: Benennen (min=0; max=120); *VE*: Sprachverständnis (min=0; max=120); *Klass.*: Alloc-Klassifikation

6.2. Material

Für das Experiment wurden 28 Substantive ausgewählt, bei denen der Dativ gegenüber dem Nominativ flexionsmorphologisch markiert ist. Die Wahl wurde auf diese Substantive beschränkt, um im Fall von - zumindest bei den Broca-Aphasikern zu erwartenden - Artikelauslassungen noch Aussagen über die Kasusverwendung machen zu können. Eine substantivische Kasusmarkierung findet sich zum einen bei Substantiven der sogenannten schwachen Deklination (Eisenberg, 1989). Zu diesem Deklinationstyp gehören alle mehrsilbigen Maskulina, die auf Schwa auslauten (z.B. der Löwe - dem Löwen), eine Reihe einsilbiger Maskulina (z.B. der Bär - dem Bären) und etliche Lehnwörter (z.B. der Polizist - dem Polizisten). Alle diese Substantive werden in Abhängigkeit vom Auslaut im Genitiv, Dativ und Akkusativ Singular sowie in allen vier Kasus im Plural durch die Endung (-en) bzw. (-n) markiert (vgl. Tab. 3). Semantisch sind diese Substantive auf Bezeichnungen für Menschen oder Tiere beschränkt. Da die Aufgabe mit Unterstützung von Bildmaterial durchgeführt werden sollte, begrenzte sich die Auswahl der Substantive auf solche, deren Referenten zeichnerisch eindeutig darstellbar sind. Es fanden sich lediglich 14 Nomen, die diesem Kriterium genügten.

	Schwache Deklination		Starke Deklination	
	Singular	Plural	Singular	Plural
Nominativ	Löwe	Löwen	Pferd	Pferde
Dativ	Löwen	Löwen	Pferd	Pferden

Tab. 3: Beispiele für die Deklinationstypen

Zum anderen wurden Substantive der starken Deklination ausgewählt, die im Dativ-Plural gegenüber dem Nominativ-Plural durch die Endung (-n) markiert sind (vgl. Tab. 3). Dies trifft auf alle Substantive zu, deren Pluralform im Nominativ nicht bereits auf -n auslautet. Aus dieser Gruppe wurden 14 Substantive ausgewählt, deren Referenten ebenfalls Menschen oder Tiere waren. Unter den hier als Substantive der starken Deklination bezeichneten befanden sich neben 8 Maskulina und 4 Neutra auch 2 Feminina. Eine Liste der verwendeten Substantive findet sich im Anhang A.

Zu jedem der 28 Substantive wurden zwei Zeichnungen erstellt. Diese Zeichnungen gaben eine geläufige Situation wieder, in der eine Frau dem bzw. den Referenten des Zielwortes etwas reichte (z.B. Eine Frau gibt einem Pferd/zwei Pferden Zucker). Die beiden Zeichnungen für ein Substantiv unterschieden sich lediglich darin, daß auf einer Zeichnung der Referent des Substantivs nur einmal abgebildet war, während er auf der anderen Zeichnung zur Evozierung einer Pluralform zweimal abgebildet war.

Um die Produktion der Zielwörter in den gewünschten Kasusformen zu erreichen, wurden für jede Abbildung zwei verschiedene Fragen formuliert. Die Frage zur Elizitierung des Zielwortes in der Nominativform lautete in der allgemeinen Form "Wer bekommt X von der Frau?" (z.B. "Wer bekommt Zucker von der Frau?"). Die Frage zur Evozierung einer Dativform lautete in der allgemeinen Form "Wem gibt die Frau X"? (z.B. "Wem gibt die Frau Zucker?").

Zur Erklärung und Einübung der Aufgabenstellung wurden weitere vier Zeichnungen für zwei im Experiment nicht verwendete Substantive erstellt und in Kombination mit den entsprechenden Fragen vorgelegt.

6.3. Versuchsplan und Durchführung

Durch die Kombination von Zeichnungen und Fragetypen wurde erreicht, daß jedes der 28 Substantive in vier verschiedenen Formen produziert werden mußte. Für jedes Substantiv existierte eine Zeichnung, die eine Singular-Form als Antwort elizitieren sollte und eine Zeichnung, die eine Plural-Form als Antwort elizitieren sollte und jede Zeichnung wurde einmal in Verbindung mit einer Nominativ-Frage und einmal in Verbindung mit einer Dativ-Frage präsentiert. Daraus ergaben sich 2x2 Bedingungen, in denen für jedes Substantiv die folgenden vier Antwortformen produziert werden mußten: Nominativ Singular, Nominativ Plural, Dativ Singular, Dativ Plural.

Um den Einfluß von Sprachverständnisschwierigkeiten möglichst gering zu halten, wurden die Nominativ- und die Dativfrage blockweise in zwei getrennten Sitzungen an verschiedenen Tagen vorgegeben. Zwischen den Patienten wurde die Reihenfolge der Blocks variiert, so daß der Hälfte der Patienten in der ersten Sitzung die Zeichnungen in Verbindung mit der Nominativ-Frage präsentiert wurden und in der zweiten Sitzung die Dativ-Frage beantwortet werden mußte. Für die andere Hälfte der Patienten war die Reihenfolge umgekehrt.

Innerhalb eines jeden Blocks wurden die 56 Items allen Patienten in derselben Zufallsreihenfolge vorgegeben. Zu Beginn eines jeden Blocks wurde den Patienten anhand der beiden Instruktions- und Beispielitems die Aufgabe erläutert. Dem Patienten wurde erklärt, daß Bilder gezeigt werden, zu denen eine Frage gestellt würde, die er beantworten solle. Dann wurde die erste Abbildung vorgelegt und die entsprechende Frage gestellt. Auf die gewünschte elliptische Form der Antwort wurde in der Instruktion nur hingewiesen, wenn der Patient die erste Frage nicht spontan elliptisch, sondern in einem vollständigen Satz beantwortete. In diesem Fall wurde dem Patienten gesagt, daß es ausreichend sei, eine möglichst kurze Antwort zu geben. Die Form dieser Antwort wurde anhand eines Beispiels verdeutlicht. Zeigte die Antwort des Patienten, daß er die Frage nicht beachtete (z.B. wurde das Bild von einigen Probanden unabhängig von der Frage beschrieben), wurde er noch einmal aufgefordert, genau auf die Frage zu achten und die Frage wurde einmal wiederholt. Erfolgte auch dann noch keine korrekte Reaktion wurde zum zweiten Beispiel übergegangen. Gelang auch hier keine adäquate Reaktion wurde dem Patienten die Antwort einmal vorgegeben. Dann wurde zu den Experimentalitems übergegangen. Bei Patienten, die für die ersten fünf Experimentalitems keine adäquaten Reaktionen produzieren konnten, wurde die Durchführung des Experiments abgebrochen.

Scheiterte eine Antwort an offensichtlichen Wortfindungsschwierigkeiten, wurde versucht, das intendierte Wort durch die Vorgabe des Anlauts zu aktivieren. Diese Methode gilt als eine der effektivsten, um aphasische Wortfindungsstörungen zu überwinden (als Überblick s. Kelter, Höhle & Merdian, 1989; Williams, 1983;). Produzierte der Patient ein anderes als das intendierte

Wort, wurde er gefragt, ob ihm ein weiteres passendes Wort einfiele. Gelang dies nicht spontan, wurde auch in diesem Fall eine Benennhilfe in Form der Vorgabe des Anlauts gegeben. Fielen Patienten während des Experimentaldurchgangs in die Verwendung ganzer Sätze zurück, wurden sie noch einmal anhand ihrer letzten Antwort auf die gewünschte Form hingewiesen.

Vor der Durchführung der zweiten Testsitzung wurden die Patienten darauf aufmerksam gemacht, daß sie die Bilder bereits kennen würden und daß auch die Aufgabe ganz ähnlich sei, daß aber in diesem Durchgang die Frage anders sei und sie deshalb genau auf die Frage achten sollten. Beide Sitzungen wurden mit einem Kassettenrekorder aufgezeichnet. Eine Sitzung dauerte je nach Schweregrad der Beeinträchtigungen der Patienten eine halbe bis eine dreiviertel Stunde.

Das Vorgehen bei der Untersuchung der Kontrollprobanden unterschied sich in einem Aspekt von dem bei den aphasischen Probanden. Bei diesen wurde bei der Verwendung eines anderen Substantivs kein Versuch unternommen, das Zielsubstantiv zu elizitieren.

6.4. Auswertung

Die erste als Beantwortung der Frage erkennbare Äußerung des Probanden wurde als Reaktion bewertet. Korrigierte der Patient seine eigene Äußerung, wurde die Selbstkorrektur als Antwort bewertet. Im Falle von Suchverhalten beim Artikel wurde der letzte Artikel vor der Produktion des Nomens gewertet (z.B. "der.. das Pferd").

Antworten, die ein Substantiv enthielten, das zu einer anderen Flexionsklasse gehört als das Zielwort, wurden in der Auswertung nicht berücksichtigt. Die ausgeschlossenen Antworten konzentrierten sich auf insgesamt sechs Items und waren in erster Linie ein Synonym oder der Oberbegriff des Zielwortes (z.B. "Briefträger" statt "Postbote"; "Vogel" statt "Rabe"). Bei den Broca-Aphasikern betrug der Anteil nicht berücksichtigter Antworten insgesamt 5,7%, bei den Wernicke-Aphasikern 7,9% und bei den Kontrollprobanden 14,1%. Der höhere Anteil bei den Kontrollprobanden ist darauf zurückzuführen, daß ihr Antwortverhalten weniger in Richtung auf das Zielsubstantiv gelenkt wurde als bei den aphasischen Probanden. Aufgrund dieses Verfahrens war bei den verschiedenen Probanden und in den verschiedenen Bedingungen die Menge der in die Auswertung eingehenden Antworten unterschiedlich groß. Deshalb wurde für jeden Probanden der Anteil der Antworten der verschiedenen Kategorien für seine individuelle Menge von Gesamtantworten in Prozent bestimmt. Diese Prozentwerte dienten als Grundlage für alle statistischen Analysen.

Die Antworten wurden zunächst in die Kategorien "richtig" und "falsch" unterteilt. Als "richtig" galten nur komplette, kongruente Nominalphrasen in der erwarteten Form, bestehend aus Artikel und Substantiv (z.B. erwartete Form: die Hunde; produzierte Form: die Hunde), Numeral und Substantiv (z.B. produzierte Form: zwei Hunde) oder Artikel, Numeral und Substantiv (z.B. produzierte Form: die zwei Hunde). Die falschen Antworten wurden in einer genaueren Fehleranalyse verschiedenen Fehlerkategorien zugeordnet (s. Abschnitt 6.5.2.1.).

Die statistische Analyse der richtigen Antworten erfolgte anhand varianzanalytischer Methoden. Als Grundlage der Analyse dienten die Prozentwerte, die für die Varianzanalyse zunächst der Arc-Sinus-Transformation unterzogen wurden (s. Winer, 1962). Aufgrund der erwartungsgemäß sehr viel geringeren Streuung der Leistungen der nicht-aphasischen Kontrollprobanden wurden deren Ergebnisse getrennt von denen der Aphasiker ausgewertet.

6.5. Ergebnisse und Diskussion der Ergebnisse

6.5.1. Richtige Antworten

Insgesamt produzierten die Broca-Aphasiker 53% richtige Antworten, die Wernicke-Aphasiker 64,2% und die Kontrollgruppe 90,5% richtige Antworten. Im folgenden werden die richtigen Antworten für Substantive der schwachen und der starken Deklination getrennt voneinander analysiert.

114

6.5.1.1. Kontrollprobanden

Abbildung 2 zeigt die mittleren Prozentwerte richtiger Antworten der Kontrollprobanden in den vier Untersuchungsbedingungen der beiden Deklinationstypen.

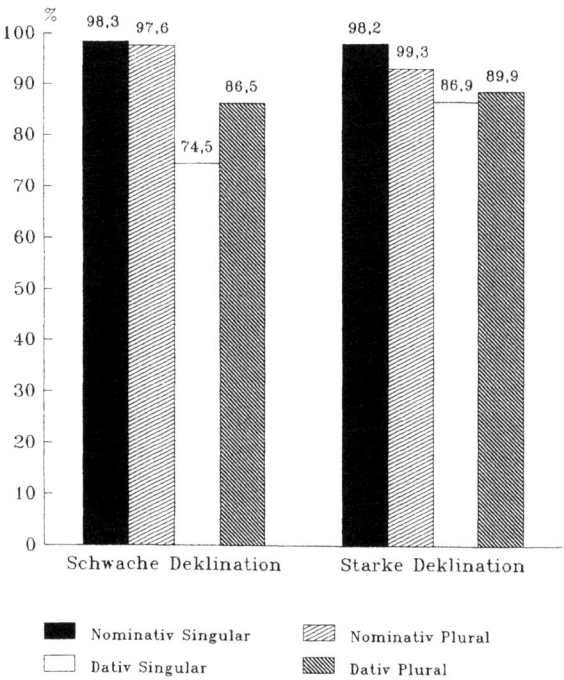

Abb. 2: Kontrollgruppe: Mittlere Prozentwerte richtiger Antworten

Eine 2x2 faktorielle Varianzanalyse mit den Faktoren Numerus und Kasus für die richtigen Antworten in der schwachen Deklination ergab, daß die Kontrollprobanden im Nominativ gegenüber dem Dativ signifikant bessere Leistungen zeigen ($F(1,11) = 8.74$; $p < .05$). Für den Faktor Numerus zeigte sich kein signifikanter Haupteffekt ($F(1,11) = 2.24$; $p > .10$). Auch die Interaktion zwischen den beiden Faktoren erwies sich als nicht signifikant ($F(1,11) = 2.63$; $p > .10$). In der starken Deklination ergab sich weder ein signifikanter Haupteffekt für den Faktor Kasus ($F(1,11) = 2.58$; $p > .10$) noch

115

für den Faktor Numerus (F < 1). Auch die Interaktion zwischen Numerus und Kasus war nicht signifikant (F < 1).

6.5.1.2. Aphasiker

Die Ergebnisse der beiden Aphasikergruppen wurden in je einer 2x2x2 faktoriellen Varianzanalyse für die beiden Deklinationstypen mit den Faktoren Gruppe (unabhängig), Kasus und Numerus (abhängig) analysiert. Für die richtigen Antworten in der schwachen Deklination (vgl. Abb. 3) zeigten sich signifikante Haupteffekte für die Faktoren Kasus (F(1,20) = 36.5; p < .01) und Numerus (F(1,20) = 16.90; p < .01) nicht aber für den Faktor Gruppe (F(1,20) = 2.24; p > .10). Eine signifikante Interaktion erbrachten die Faktorenkombinationen Gruppe und Numerus (F(1,20) = 7.52; p < .05) sowie Kasus und Numerus (F(1,20) = 12.66; p < .01), nicht aber die Faktorenkombination Gruppe und Kasus (F(1,20) = 1.95; p > .10). Die Dreifach-Interaktion zwischen Gruppe, Kasus und Numerus erwies sich ebenfalls als nicht signifikant (F < 1).

Zur Aufschlüsselung der Interaktionen wurde für jede Gruppe getrennt eine zweifaktorielle Varianzanalyse mit den Faktoren Numerus und Kasus gerechnet. Für die Broca-Aphasiker ergaben sich im Nominativ signifikant bessere Leistungen als im Dativ (F(1,10) = 16.88; p < .01). Darüber hinaus war der Haupteffekt für den Faktor Numerus statistisch bedeutsam (F(1,10) = 20.43; p < .01). Die Signifikanz der Interaktion (F(1,10) = 10.21; p < .01) zeigt jedoch, daß die Effekte der Faktoren Numerus und Kasus nicht unbhängig voneinander sind. Wie aus Abbildung 3 ersichtlich ist, sind die Leistungen im Dativ-Singular wesentlich schlechter als im Dativ-Plural. Dieser Numerus-Unterschied ist im Nominativ erheblich geringer als im Dativ.

Die Wernicke-Aphasiker zeigten im Nominativ ebenfalls signifikant bessere Leistungen als im Dativ (F(1,10) = 30.1; p < .01). Der Faktor Numerus (F(1,10) = 1.11; p > .10) sowie die Interaktion zwischen Numerus und Kasus (F(1,10) = 3.57; .05 <p <.10) ergaben keine statistisch signifikanten Effekte.

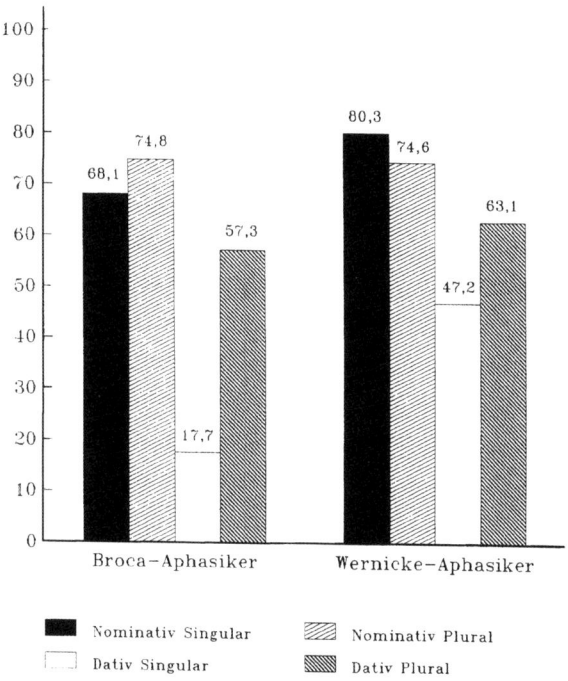

Abb. 3: Aphasiker: Mittlere Prozentwerte richtiger Antworten in der schwachen Deklination

Diese Ergebnisse zeigen, daß beide Aphasikergruppen ebenso wie die nicht-aphasischen Probanden in den Dativ-Bedingungen der schwachen Deklination einen geringeren Anteil richtiger Antworten produzieren als in den Nominativ-Bedingungen. Dagegen wirkt sich die Aufgabe, eine Pluralform zu produzieren, bei keiner der Probandengruppen im Vergleich zu einer Singularform leistungsmindernd aus. Ein Effekt der Numerusvariation zeigte sich lediglich bei den Broca-Aphasikern, die in der Dativ-Singular-Bedingung (z.B. dem Löwen) weniger richtige Antworten gaben als in der Dativ-Plural-Bedingung (z.B. den Löwen). Tendenziell ist dieser Effekt auch bei den Wernicke-Aphasikern vorhanden, bei dieser Gruppe ist der Leistungsunterschied aber statistisch nicht abgesichert.

Die dreifaktorielle Varianzanalyse für die richtigen Antworten der beiden Aphasikergruppen in der starken Deklination (vgl. Abb. 4) ergab nur einen signifikanten Haupteffekt für den Faktor Kasus ($F(1,20) = 51.0$; $p < .01$), nicht aber für den Faktor Gruppe ($F(1,20) = 1.20$; $p > .10$) und den Faktor Numerus ($F < 1$). Die Interaktion zwischen den Faktoren Gruppe und Kasus erwies sich als signifikant ($F(1,20) = 6.84$; $p < .05$). Die Interaktionen Gruppe und Numerus ($F(1,20) = 3.5$; $.05 < p < .10$) sowie die dreifache Interaktion Gruppe, Kasus und Numerus ($F < 1$) waren statistisch nicht bedeutsam.

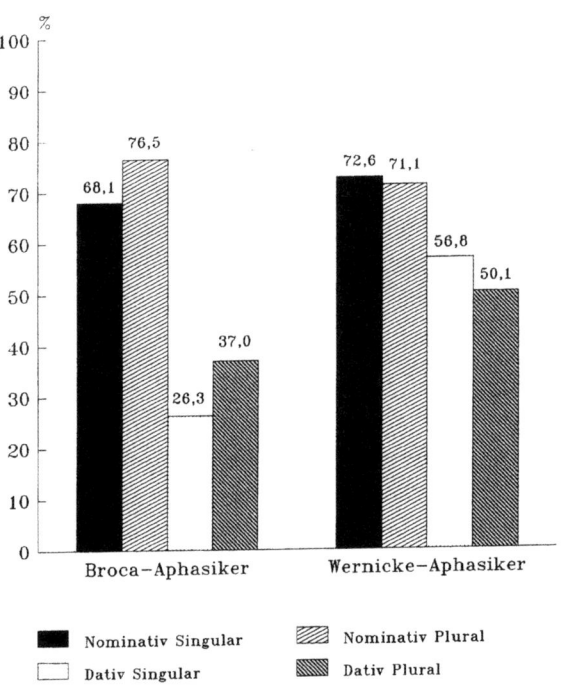

Abb. 4: Aphasiker: Mittlere Prozentwerte richtiger Antworten in der starken Deklination

Die für die beiden Aphasikergruppen getrennt gerechneten zweifaktoriellen Varianzanalysen zeigten für beide Gruppen einen signifikanten Haupteffekt des Faktors Kasus (Broca: $F(1,10) = 36.5$; $p < .01$; Wernicke: $F(1,10) = 14.7$; $p < .01$). Bei den Broca-Aphasikern verfehlte der Effekt des Faktors Numerus knapp das Signifikanzniveau (F(1,10) = 3.85; .05 < p < .10). Die Interaktion zwischen den beiden Faktoren war nicht signifikant (F < 1). Auch bei den Wernicke-Aphasikern waren sowohl der Effekt des Numerus als auch die Interaktion zwischen Kasus und Numerus statistisch nicht bedeutsam (alle F < 1).

In der starken Deklination waren die Leistungen der Kontrollgruppe unter allen vier Untersuchungsbedingungen vergleichbar. Beide Aphasiker-gruppen produzieren dagegen erneut in den Nominativ-Bedingungen mehr richtige Antworten als in den Dativ-Bedingungen, wobei der Leistungsunter-schied zwischen Nominativ und Dativ für die Broca-Aphasiker größer ist als für die Wernicke-Aphasiker. Die Variation des Numerus hat in der starken Deklination bei keiner der drei Untersuchungsgruppen einen entscheidenen Einfluß auf das Antwortverhalten.

6.5.1.3. Diskussion: Richtige Antworten

Die wesentlichsten Ergebnisse der Analyse der richtigen Antworten lassen sich wie folgt zusammenfassen. Beide Aphasikergruppen produzieren in über der Hälfte ihrer Antworten vollständige, entsprechend der Zielform kongruent flektierte Nominalphrasen. Beide Aphasikergruppen geben im Dativ weniger richtige Antworten als im Nominativ, wobei die Schwierigkeiten der Broca-Aphasiker zumindest im Dativ der starken Deklination erheblich größer sind als die Schwierigkeiten der Wernicke-Aphasiker. Diese Differenz im Anteil richtiger Antworten zwischen Nominativ und Dativ ist auch bei den nicht-aphasischen Kontrollprobanden zu beobachten, allerdings nur in der schwa-chen Deklination. Die Variation des Numerus zeigte nur bei den Broca-Aphasikern einen Effekt. In der schwachen Deklination produzierte diese Probandengruppe mehr richtige Antworten im Plural als im Singular.

Die insgesamt relativ hohe Anzahl richtiger Antworten, zu denen ja aus-schließlich vollständige, kongruente Nominalphrasen gezählt wurden, die sich insbesondere in den Nominativ-Bedingungen zeigte, steht - zumindest was die Broca-Aphasiker betrifft - im krassen Gegensatz zu generellen Beobachtungen aus der Spontansprache, nach denen für Patienten dieses Aphasiesyndroms häufige Auslassungen von Funktionswörtern und Flexionsendungen typisch sind. Diese Ergebnisse sind weder unter der Annahme eines generellen syntaktischen Defizits noch unter der Annahme einer speziellen, die Verarbeitung von grammatischen Morphemen selektiv betreffenden Störung zu erwarten.

Die Produktion einer Nominalphrase im Deutschen erfordert syntaktische, insbesondere morphosyntaktische Verarbeitungsprozesse, die für die Einhaltung der Kongruenz zwischen den Elementen einer Nominalphrase in bezug auf die grammatischen Kategorisierungen Genus, Kasus und Numerus Sorge tragen. Die Ergebnisse der vorliegenden Untersuchung sprechen dafür, daß diese Verarbeitungsprozesse sowohl Broca- als auch Wernicke-Aphasikern grundsätzlich verfügbar sind, denn die relativ hohe Anzahl richtiger Antworten insbesondere im Nominativ kann kaum als Resultat einer zufällig korrekten Kombination einer Artikelform mit einer Substantivform interpretiert werden. Bedenkt man, daß im Deutschen sechs unterscheidbare Formen des definiten Artikels und zwei bis vier Formen bei den im Experiment verwendeten Substantiven bestehen, so ist eine über 50% liegende zufällig korrekte Kombination von Artikel- und Substantivform ausgeschlossen.

Der Befund eines beträchtlichen Anteils kongruent flektierter Nominalphrasen entspricht den Untersuchungsergebnissen der von Bayer, de Bleser und Dronsek (1987) durchgeführten Lückensatzaufgabe, in der fehlende Flexionsendungen von indefinitem Artikel und Adjektiv ergänzt werden sollten. Die untersuchten Agrammatiker ergänzten dabei die Lücken in den meisten Fällen zu kongruenten Nominalphrasen. Die vorliegende Untersuchung demonstriert die erhaltene Fähigkeit von Agrammatikern und Paragrammatikern, korrekte Syntagmen zu produzieren auch in einer Aufgabenstellung, die der spontanen Sprachproduktion wesentlich näher kommt als die Lückensatzaufgabe. Ähnlich gute Leistungen in bezug auf Einhaltung der Kongruenz innerhalb der Nominalphrase finden sich in einer Analyse von Äußerungen von Agrammatikern aus verschiedenen Aufgabenstellungen im Isländischen, wo das Substantiv und ein Artikelsuffix ebenfalls im Genus, Numerus und Kasus kongruent sein müssen (Magnusdóttir & Thraínsson, 1990). Der in der vorliegenden Untersuchung vorkommende Fehleranteil deutet allerdings darauf hin, daß diese Verarbeitungsprozesse bei den Aphasikern nicht immer und nicht unter allen Bedingungen fehlerfrei arbeiten.

Beträchtliche Schwierigkeiten zeigen sich bei beiden Aphasikergruppen, wenn die Produktion einer Nominalphrase im Dativ gefordert ist. Zumindest für die Broca-Aphasiker könnten diese Ergebnisse die Ausgangshypothese besonderer Probleme bei der Wahl des korrekten Kasus bestätigen. Allerdings findet sich bei den Wernicke-Aphasikern ebenfalls ein Leistungsabfall im Dativ, der jedoch zumindest in der starken Deklination nicht so ausgeprägt ist wie bei den Broca-Aphasikern. Dies deutet darauf hin, daß Wernicke-Aphasiker wie Broca-Aphasiker Probleme bei der Realisation des korrekten Kasus haben. Die Interpretation dieses Befunds wird jedoch durch die Ergebnisse der Kontrollprobanden erschwert, von denen ebenfalls zumindest in der schwachen Deklination im Dativ weniger richtige Antworten gegeben wurden als im Nominativ. Offensichtlich stellt die Produktion von Nominalphrasen im Dativ für alle untersuchten Gruppen ein Problem dar.

Dieser Befund für die nicht-aphasischen Probanden reflektiert wohl in erster Linie einen dialektalen Faktor, denn alle untersuchten Kontrollprobanden hatten ihren Wohnsitz in Berlin. Als eines der typischen Merkmale des Berlinischen gilt die unsystematische Nebeneinander-Verwendung von Akkusativ und Dativ (Rosenberg, 1986), so daß anzunehmen ist, daß auch hier Verwendungen des Akkusativs in dativfordernden Kontexten die Ursache für die geringere Anzahl richtiger Antworten im Dativ ist. Dies kann aber erst in der im nächsten Abschnitt präsentierten Fehleranalyse überprüft werden.

Ähnliche Beobachtungen in bezug auf Schwierigkeiten in der Verwendung des Dativs machten Bayer et al. (1987) mit den in ihre Untersuchung einbezogenen nicht-aphasischen Kontrollprobanden. Sie fanden bei einem Drittel ihrer Versuchspersonen Probleme, einer nicht kasusmarkierten Nominalphrase den korrekten Kasus zuzuweisen, insbesondere in Sätzen mit nicht-kanonischer Wortfolge und wenn der Nominalphrase der Dativ zuzuweisen war. Auch Bayer und Mitarbeiter führen dieses Ergebnis auf den Einfluß dialektaler Faktoren, hier des Aachener Raums, zurück. Auch im vorliegenden

Experiment hatte etwa ein Drittel der nicht-aphasischen Kontrollprobanden größere Probleme mit der Verwendung des Dativs.

Vor diesem Hintergrund könnte man vermuten, daß der Leistungsunterschied zwischen Nominativ und Dativ auch bei den Aphasikergruppen ein Ausdruck normalen Sprachverhaltens ist und keinesfalls das Ergebnis der aphasischen Sprachstörung. Allerdings würde man nach dieser Hypothese weder qualitative Leistungsunterschiede zwischen den Kontrollprobanden auf der einen Seite und den beiden Aphasikergruppen auf der anderen Seite erwarten, noch quantitative Leistungsunterschiede zwischen den beiden Aphasikergruppen. Solche Unterschiede zeigen sich jedoch in den Ergebnissen durchaus. Zunächst ist der Kasuseffekt bei den Kontrollprobanden auf die schwache Deklination beschränkt. Dies ist bei keiner der beiden Aphasikergruppen der Fall. Die Schwierigkeiten mit dem Dativ zeigen sich sowohl in der schwachen als auch in der starken Deklination. Zudem ist bei den Broca-Aphasikern die Leistungsdifferenz zwischen Dativ und Nominativ zumindest in der starken Deklination größer als bei den Wernicke-Aphasikern. Vor dem Hintergrund, daß sich die beiden Aphasikergruppen insgesamt in ihrem Leistungsniveau in der Untersuchung nicht unterschieden, spricht diese Beobachtung für spezifische Schwierigkeiten der Broca-Aphasiker bei der Produktion des Dativs.

In der Verteilung der richtigen Antworten finden sich bei keiner der Untersuchungsgruppen Hinweise auf Probleme bei der Wahl des korrekten Numerus. Unter der Annahme, daß Schwierigkeiten in der Realisierung einer Flexionskategorie bei den Aphasikern zu einer verstärkten Verwendung der Grundform führen, hätten sich zumindest im Nominativ Unterschiede in den Anteilen richtiger Antworten zwischen Singular und Plural zeigen müssen. Dies ist aber bei keiner der Aphasikergruppen der Fall.

6.5.2. Falsche Antworten

6.5.2.1. Bewertung der falschen Antworten

Die von der erwarteten Form abweichenden Antworten wurden in sechs verschiedene Fehlerkategorien geteilt. Als "*kongruent falsch*" galten komplette, kongruente Nominalphrasen, die jedoch hinsichtlich Numerus, Kasus oder beider Kategorisierungen von der erwarteten Form abwichen (z.B. erwartete Form: die Hunde; produzierte Form: der Hund). Als "*inkongruent falsch*" galten komplette Nominalphrasen, die jedoch auf Grund der inadäquaten Form des Artikels, des Substantivs oder beider Wortformen Kongruenzfehler aufwiesen (z.B. erwartete Form: die Hunde; produzierte Form: den Hunde). Als "*unvollständig*" wurden Antworten betrachtet, die ausschließlich aus dem Zielsubstantiv bestanden (z.B. produzierte Form: Hunde). Als "*Neologismus*" wurden Formen bewertet, die im Paradigma nicht existieren, bei denen jedoch der Stamm klar zu identifizieren war (z.B. erwartete Form: den Hunden; produzierte Form: den Hünden). In der Kategorie "*Derivation*" wurden Antworten zusammengefaßt, bei denen eine der erwarteten Form derivationsmorphologisch verwandte verwendet wurde (z.B. erwartete Form: der Hund; produzierte Form: das Hündchen). Als "*Nullreaktion*" wurden nur aus einem Artikel oder Numeral bestehende Antworten sowie das Ausbleiben einer Reaktion bewertet.

Die falschen Antworten wurden in einem ersten Analysedurchgang allein nach strukturellen Merkmalen wie Vollständigkeit und Kongruenz bewertet und den oben beschriebenen Kategorien zugeordnet. In einem zweiten Analyseschritt folgte für die kongruenten Antworten eine qualitative Analyse der flexionsmorphologischen Abweichungen in der gegebenen Antwort im Vergleich zur erwarteten Antwort. Statistische Vergleiche innerhalb und zwischen den Gruppen wurden teilweise anhand nonparametrischer, teilweise anhand varianzanalytischer Methoden durchgeführt.

6.5.2.2. Strukturelle Analyse der falschen Antworten

6.5.2.2.1. Häufigkeit der verschiedenen Antworttypen

Mit durchschnittlich 7,3% an der Gesamtzahl der Antworten sind kongruent falsche Antworten bei den Kontrollprobanden der am häufigsten auftretende Fehlertyp. Darüber hinaus kommen bei dieser Gruppe unvollständige Antworten (0,9%), inkongruente Antworten (0,3%) und Derivationen (0,6%) vor. Neologismen und Nullreaktionen wurden von den Kontrollprobanden nicht produziert. Bei den Broca-Aphasikern kamen bezogen auf die Gesamtzahl der Antworten die folgenden Anteile von Antworten der verschiedenen Fehlerkategorien vor: 21,8% kongruent falsche Antworten, 7% inkongruente Antworten, 12% unvollständige Antworten, 0,6% Neologismen, 0,7% Derivationen und 4,8% Nullreaktionen. Bei den Wernicke-Aphasikern zeigten sich die folgenden durchschnittlichen Anteile der verschiedenen Fehlerkategorien: 16,2% kongruent falsche, 8,5% inkongruente, 5,7% unvollständige Antworten, 1,5% Neologismen, 1,5% Derivationen und 2,3% Nullreaktionen.

Wie bei den nicht-aphasischen Kontrollprobanden waren bei beiden Aphasikergruppen die kongruent falschen Antworten der am häufigsten vorkommende Fehlertyp. Statistische Vergleiche der Häufigkeit der stärker besetzten Fehlertypen zeigten weder für die kongruent falschen (Mann-Whitney-U-Test: $z = 1.61$; $p > .10$), noch für die inkongruenten ($z = 0.79$; $p > .10$) noch für die unvollständigen Antworten ($z = 0.03$; $p > .10$) signifikante Unterschiede zwischen den beiden Aphasikergruppen.

6.5.2.2.2. Häufigkeit der Antworttypen in den Bedingungen

Tabelle 4 gibt einen Überblick über die durchschnittlichen Anteile der verschiedenen Fehlertypen in den vier Untersuchungsbedingungen der beiden Deklinationstypen für die Kontrollgruppe. Wie der Tabelle zu entnehmen ist, gehen die Schwierigkeiten der Kontrollprobanden im Dativ in erster Linie mit einem Anstieg der kongruent falschen Antworten einher. Inkongruent falsche

schwache Deklination	Nom Sing der Löwe	Nom Plur die Löwen	Dat Sing dem Löwen	Dat Plur den Löwen
kongruent		0,9	21,9	11,9
inkongruent			3,5	
unvollständig	1,7	0,8		1,7
Derivation		0,8	0,8	
starke Deklination	Nom Sing der Hund	Nom Plur die Hunde	Dat Sing dem Hund	Dat Plur den Hunden
kongruent	0,6	3,3	13,1	7,8
inkongruent				
unvollständig	1,3			2,6
Derivation		3,3		0,7

Tab. 4: Kontrollgruppe: Mittlere Prozentwerte der verschiedenen Fehlertypen

Antworten kommen nur im Dativ der schwachen Deklination vor. Dabei handelt es sich ausschließlich um Antworten, bei denen das Substantiv unflektiert gebraucht wurde (z.B. "dem Bär"). Bemerkenswert erscheint zudem, daß Derivationen ausschließlich in den Pluralbedingungen Verwendung finden. Alle Derivationen sind Verwendungen der Diminutivform des Zielsubstantivs.

Tabelle 5 zeigt die Anteile der verschiedenen Typen falscher Antworten der Broca-Aphasiker aufgeschlüsselt für die vier Untersuchungsbedingungen der beiden Deklinationstypen. Statistische Analysen wurden nur für die häufiger auftretenden Fehlertypen durchgeführt. Zunächst einige Anmerkungen zu den selteneren Fehlern, insbesondere den Derivationen. Wie bei den nicht-aphasischen Kontrollprobanden kommen Fehler des Typs "Derivation" bei den Broca-Aphasikern nur in den beiden Pluralbedingungen vor, vor allem in der starken Deklination. Unterschiedlich ist jedoch die Art der verwendeten Derivationsformen: Während bei den Kontrollprobanden ausschließlich Diminutivformen zu beobachten waren, kommen bei den Broca-Aphasikern auch Movierungsformen vor. Man könnte zunächst vermuten, daß diese Movierungsformen ähnlich wie die Diminutivformen das Ergebnis normaler Variation im Benennprozeß sind. Dies ist jedoch nicht der Fall, da sie auch bei Bildern verwendet wurden, die eindeutig einen männlichen Referenten darstellen (z.B. der Arzt, der König). Die Movierungsformen könnten also auf

Besonderheiten in der Verwendung von Derivationsmorphemen bei den Broca-Aphasikern hindeuten, wobei die Menge der vorliegenden Derivationsfehler jedoch noch keine weitergehenden Schlüsse zuläßt. Eine Klärung der Frage, ob Derivationsmorpheme ebenso wie Flexionsmorpheme bei Broca-Aphasikern in Substitutionen involviert sind, wäre jedoch für eine Einschätzung der Störungsursache für die flexionsmorphologischen Beeinträchtigungen von wesentlichem Interesse. Dieser Befund unterstützt die bereits in Abschnitt 2.3.2.2. betonte Notwendigkeit einer genaueren Untersuchung der Fähigkeit zur Produktion von Derivationsformen bei Broca-Aphasikern.

schwache Deklination	Nom Sing der Löwe	Nom Plur die Löwen	Dat Sing dem Löwen	Dat Plur den Löwen
kongruent	4,5	6,5	51,2	19,4
inkongruent	2,3	5,1	14,3	4,4
unvollständig	21,1	10,6	12,4	10,7
Neologismus		0,9	0,6	0,7
Derivation				0,7
Nullreaktion	3,8	2,0	3,9	7,3
starke Deklination	Nom Sing der Hund	Nom Plur die Hunde	Dat Sing dem Hund	Dat Plur den Hunden
kongruent	7,0	5,0	39,4	39,3
inkongruent	6,4	5,3	10,1	8,1
unvollständig	14,5	8,4	12,2	6,9
Neologismus	0,6	1,3		0,7
Derivation		1,3		0,7
Nullreaktion	3,3	2,2	9,9	5,8

Tab. 5: Broca-Aphasiker: Mittlere Prozentwerte der verschiedenen Fehlertypen

Nullreaktionen kommen in der Tendenz verstärkt im Dativ-Plural der schwachen Deklination und im Dativ-Singular der starken Deklination vor. Die sich andeutenden Unterschiede zwischen den Bedingungen sind jedoch statistisch nicht signifikant (schwache Deklination: $chi^2(df = 3) = 0.36$; $p > .10$; starke Deklination: $chi^2(df = 3) = 4.12$; $p > .10$).

Für die häufiger auftretenden Fehlertypen "kongruent falsch", "inkongruent" und "unvollständig" wurde statistisch analysiert, ob diese Antworttypen über die einzelnen Untersuchungsbedingungen gleichmäßig verteilt sind, oder ob der Anstieg falscher Antworten im Dativ mit der häufigeren Produktion eines bestimmten Antworttyps einhergeht.

In der schwachen Deklination produzierten die Broca-Aphasiker im Dativ signifikant mehr kongruent falsche Antworten als im Nominativ ($F(1,10) = 55.61$; $p < .01$). Zudem war der Haupteffekt des Faktors Numerus statistisch bedeutsam ($F(1,10) = 22.72$; $p < .01$). Die Signifikanz der Interaktion ($F(1,10) = 14.96$; $p < .01$) zeigt, daß der Unterschied im Anteil kongruenter Antworten zwischen Singular und Plural im Dativ größer ist als im Nominativ. In der starken Deklination gaben die Broca-Aphasiker wiederum einen höheren Anteil kongruent falscher Antworten im Dativ gegenüber dem Nominativ ($F(1,10) = 29.06$; $p < .01$). Der Faktor Numerus zeigte keinen signifikanten Haupteffekt ($F < 1$). Auch die Interaktion zwischen Kasus und Numerus war statistisch nicht bedeutsam ($F < 1$).

Für die inkongruenten Antworten in der schwachen Deklination zeigte die zweifaktorielle Varianzanalyse einen signifikanten Haupteffekt des Faktors Kasus ($F(1,10) = 5.68$; $p < .05$) aber keinen Effekt des Faktors Numerus ($F(1,10) = 2.49$; $p > .10$). Die signifikante Interaktion der beiden Faktoren ($F(1,10) = 9.68$; $p < .05$) zeigt, daß der Unterschied in den Anteilen inkongruenter Antworten zwischen Singular und Plural im Dativ größer ist als im Nominativ. In der starken Deklination besteht im Anteil inkongruenter Antworten kein Unterschied zwischen den Untersuchungsbedingungen, denn weder der Haupteffekt Kasus ($F(1,10) = 2.66$; $p > .10$), noch der Haupteffekt Numerus ($F < 1$) noch die Interaktion zwischen Kasus und Numerus waren signifikant ($F < 1$).

Für die unvollständigen Antworten in der schwachen Deklination hat weder die Variation des Kasus ($F(1,10) = 1.48$; $p > .10$) noch die Variation des Numerus ($F(1,10) = 3.83$; $.05 < p < .10$) einen bedeutsamen Effekt. Auch die Interaktion zwischen den beiden Faktoren erwies sich als nicht signifikant ($F(1,10) = 3.13$; $p > .10$). Gleiches gilt für die starke Deklination (Kasus: $F < 1$; Numerus: $F(1,10) = 2.84$; $p > .10$; Interaktion Kasus x Numerus: $F < 1$).

Tabelle 6 gibt einen Überblick über die Verteilung der falschen Antworten in den Untersuchungsbedingungen der beiden Deklinationstypen für die Wernicke-Aphasiker. Die Verteilung der verschiedenen Fehlertypen entspricht bei den Wernicke-Aphasikern im Großen und Ganzen der bei den Broca-Aphasikern. Auffällig bei den Wernicke-Aphasikern ist aber ein gegenüber den übrigen Fehlertypen relativ hoher Anteil von inkongruenten Antworten in der Dativ-Singular-Bedingung der schwachen Deklination, wo dieser Antworttyp der am häufigsten produzierte Fehlertyp ist. Als Derivationsfehler kommen bei den Wernicke-Aphasikern bis auf eine Ausnahme genau wie bei den nicht-aphasischen Probanden ausschließlich Diminutivformen vor.

schwache Deklination	Nom Sing der Löwe	Nom Plur die Löwen	Dat Sing dem Löwen	Dat Plur den Löwen
kongruent	3,1	12,2	21,3	23,0
inkongruent	4,1	4,2	26,5	4,3
unvollständig	8,1	3,6	2,1	5,1
Neologismus	0,7	0,9	0,6	0,6
Derivation	1,6	1,6		0,7
Nullreaktion	2,9	2,1	2,1	3,0
starke Deklination	Nom Sing der Hund	Nom Plur die Hunde	Dat Sing dem Hund	Dat Plur den Hunden
kongruent	9,0	6,6	23,3	28,8
inkongruent	4,8	8,5	7,2	8,7
unvollständig	8,9	7,4	7,3	3,4
Neologismus	1,3	3,0		4,8
Derivation	0,7	2,0	2,7	2,1
Nullreaktion	2,7	1,3	2,6	2,1

Tab. 6: Wernicke-Aphasiker: Mittlere Prozentwerte der verschiedenen Fehlertypen

Die Ergebnisse der statistischen Analysen der Verteilung der kongruent falschen Antworten waren bei den Wernicke-Aphasikern für beide Deklinationstypen gleich: es wurden mehr kongruent falsche Antworten im Dativ als im Nominativ gegeben (schwache Deklination: $F(1,10) = 23.03$; $p < .01$; starke Deklination: $F(1,10) = 43.75$; $p < .01$). Der Faktor Numerus zeigte für keinen der beiden Deklinationstypen einen Effekt (schwache Deklination: $F(1,10) = 2.15$; $p > .10$; starke Deklination: $F < 1$). Ebensowenig signifikant war die Interaktion zwischen den beiden Faktoren (schwache Deklination: $F < 1$; starke Deklination: $F(1,10) = 1.37$; $p > .10$).

Die zweifaktorielle Varianzanalyse für die inkongruenten Antworten in der schwachen Deklination erbrachte einen signifikanten Haupteffekt des Faktors Kasus $(F(1,10) = 7.60$; $p < .05)$ und des Faktors Numerus $(F(1,10) = 19.09$; $p < .01)$ sowie eine signifikante Interaktion zwischen den beiden Faktoren $(F(1,10) = 7.95$; $p < .01)$. Danach ist auch bei den Wernicke-Aphasikern die Differenz in den Anteilen inkongruenter Antworten zwischen Singular und Plural im Dativ größer als im Nominativ, wobei die inkongruenten Antworten in der Dativ-Singular-Bedingung den häufigsten Fehlertyp darstellen. In der starken Deklination fand sich weder ein Effekt des Faktors Kasus $(F < 1)$ noch des Faktors Numerus $(F(1,10) = 2.20$; $p > .10)$ noch eine signifikante Interaktion zwischen den Faktoren $(F < 1)$.

Für die unvollständigen Antworten zeigten sich weder in der schwachen noch in der starken Deklination signifikante Effekte (schwache Deklination: Kasus: $F(1,10) = 3.42$; $.05 < p < .10$; Numerus: $F(1,10) = 1.74$; $p > .10$; starke Deklination: Kasus: $F(1,10) = 1.89$; $p > .10$; Numerus: $F(1,10) = 3.81$; $.05 < p < .10$).

6.5.2.2.3. Diskussion der Ergebnisse der strukturellen Analyse

Die strukturelle Analyse der falschen Antworten ergab die folgenden Ergebnisse. Bei allen Untersuchungsgruppen waren die kongruent falschen Antworten der häufigste Fehlertyp. Die beiden Aphasikergruppen unterscheiden sich nicht in bezug auf die von ihnen produzierten Anteile kongruent falscher, inkongruenter und unvollständiger Antworten. Die schlechteren Leistungen im Dativ gehen bei allen Untersuchungsgruppen mit einem besonderen Anstieg der kongruent falschen Antworten einher. Im Dativ Singular der schwachen Deklination ist zudem bei beiden Aphasikergruppen ein erhöhter Anteil an inkongruent falschen Antworten zu verzeichnen, die bei den Wernicke-Aphasikern im Gegensatz zu den Broca-Aphasikern in dieser Bedingung sogar den häufigsten Fehlertyp darstellen.

Das Auftreten der kongruent falschen Antworten als häufigster Fehlertyp unterstützt die bereits für die richtigen Antworten gemachte Feststellung, daß phraseninterne Verarbeitungsmechanismen bei beiden Aphasikergruppen relativ gut erhalten sind. Betrachtet man richtige Antworten und kongruent falsche Antworten gemeinsam, so zeigt sich daß bei den Broca-Aphasikern 75% aller gegebenen Antworten intern kongruent flektierte, vollständige Nominalphrasen darstellen, bei den Wernicke-Aphasikern beträgt dieser Anteil 80%. Diese Zahlen bestätigen eindrucksvoll die Fähigkeiten der Patienten, die phraseninterne Kongruenz bei der Produktion von Nominalphrasen einzuhalten.

Entgegen der üblichen Auffassung unterschieden sich die falschen Antworten der Broca- und der Wernicke-Aphasiker bezüglich Vollständigkeit und Einhaltung der Kongruenz nicht. Die Broca-Aphasiker produzierten nicht signifikant mehr unvollständige Antworten als die Wernicke-Aphasiker, die Wernicke-Aphasiker nicht signifikant mehr inkongruente Antworten als die Broca-Aphasiker. Insbesondere für die Broca-Aphasiker ist die beobachtete Rate unvollständiger Antworten, d.h. Artikelauslassungen, von lediglich 12% erstaunlich niedrig. Zwar gaben die Broca-Aphasiker insgesamt numerisch etwas mehr unvollständige Antworten als die Wernicke-Aphasiker, dieser Unterschied ist jedoch in erster Linie auf die relativ hohen Anteile unvollständiger Antworten bei drei der insgesamt 11 Broca-Aphasiker zurückzuführen (vgl. Tab. 7). Der beobachtete Anteil von Artikelauslassungen bei den Broca-Aphasikern liegt nahe bei dem von Bates et al. (1987a) für ihre deutschsprachigen Broca-Aphasiker in einer Bildbeschreibungsaufgabe gefundenen, der ca. 15% betrug. Beide Befunde stehen im Gegensatz zur allgemeinen Auffassung, die Äußerungen von Broca-Aphasikern seien geprägt durch Auslassungen von Funktionswörtern. Man könnte nun einwenden, daß die untersuchten Broca-Aphasiker keine typischen Agrammatiker waren, denn nicht alle Patienten, die klinisch auch nach einem standardisierten Test als Broca-Aphasiker klassifiziert werden, zeigen agrammatische Merkmale in der Spontansprache (Saffran et al., 1989). Bei der Auswahl der Patienten für die vorliegende Untersuchung war allerdings darauf geachtet worden, daß alle

Broca-Patienten agrammatische Merkmale in der Spontansprache aufwiesen (vgl. Abschnitt 6.1.).

Eine zweite Erklärungsmöglichkeit bietet die von Heeschen und Kolk (Heeschen, 1985; Kolk, 1987; Kolk & van Grunsven, 1985; Kolk, van Grunsven & Keyser, 1985) vertretene Adaptationstheorie (vgl. Abschnitt 4.1.1.). Insbesondere nach Befunden Heeschens (1985) sind bei Patienten mit agrammatischer Spontansprache erhebliche Diskrepanzen zwischen Äußerungen aus der Spontansprache und Äußerungen aus restringierten Aufgabenstellungen hinsichtlich der Auslassungsraten für Funktionswörter und Flexionsendungen zu erwarten. Zur Klärung zwischen den beiden alternativen Erklärungsmöglichkeiten für die niedrige Rate unvollständiger Antworten wurde für jeden Broca-Patienten die Auslassungsrate von Artikeln in der Spontansprache mit seiner Auslassungsrate im Experiment verglichen. Tabelle 7 gibt die Prozentwerte von Auslassungen des Artikels in obligatorischen Kontexten in der Spontansprache und im Experiment für die 11 Broca-Aphasiker wieder.

Pb.-Nr.	Spontansprache	Experiment
1	72,7	0
2	47,1	0,9
3	25,0	2,7
4	69,2	1,9
5	52,0	0
6	45,5	1,9
7	22,0	7,5
8	35,3	17,3
9	62,5	76,2
10	82,6	24,3
11	4,2	0

Tab. 7: Broca-Aphasiker: Artikelauslassungen in Prozent

Wie der Tabelle zu entnehmen ist, sind bei allen Broca-Patienten bis auf Proband Nr. 9 im Experiment weniger Artikelauslassungen zu beobachten als in der Spontansprache, wobei die Unterschiede zwischen beiden Bedingungen zum Teil erheblich sind. Diese Befunde sprechen eindrucksvoll für die Auffassung Heeschens (1985), daß der typische Agrammatismus eine vornehmlich in der Situation des spontanen Sprechens verwendete Ausdrucksform ist - eine Sprachproduktionsstrategie, die die Patienten in restringierten Aufgabenstellungen aufgeben. Zudem zeigt sich, daß die agrammatische Spontansprache die syntaktischen Fähigkeiten der Patienten nicht wiedergibt, denn in der vorliegenden Untersuchung zeigen die Patienten bei gezielten Aufgabenstellungen weitaus größere morphosyntaktische Fähigkeiten, als dies ihre Spontansprache vermuten läßt.

Bei beiden Aphasikergruppen geht die Minderung des Anteils richtiger Antworten im Dativ nicht einher mit einem allgemeinen Anstieg der Fehlerrate gleichmäßig gestreut über alle Fehlertypen, sondern speziell mit einem Anstieg der kongruent falschen Antworten, in der schwachen Deklination im Dativ-Singular auch mit einem Anstieg der inkongruenten Antworten. Dies könnte darauf hindeuten, daß die Probanden versuchen, ihre offensichtlichen Schwierigkeiten in der Produktion der Dativ-Form durch die Produktion einer bestimmten konstanten Form zu kompensieren. Um die möglichen Ursachen der Probleme bei der Produktion der Nominalphrasen im Dativ und etwaige Kompensationsstrategien näher zu beleuchten, wurde eine qualitative Analyse der kongruenten Antworten durchgeführt, in der die gegebenen Antworten in bezug auf die Realisation einzelner flexionsmorphologischer Kategorien den erwarteten Formen gegenübergestellt wurden.

6.5.2.3. Qualitative Analyse der kongruent falschen Antworten

6.5.2.3.1. Kasus- und Numerusfehler

Die kongruent falschen Antworten der starken Deklination wurden daraufhin bewertet, ob die produzierte Form gegenüber der erwarteten im Kasus (z.B. erwartete Form: den Hunden; produzierte Form: die Hunde), im Numerus (z.B. erwartete Form: den Hunden; produzierte Form: dem Hund) oder in beiden Kategorisierungen (z.B. erwartete Form: den Hunden; produzierte Form: der Hund) abwichen. Diese Fehleranalyse mußte auf die Substantive der starken Deklination beschränkt werden, da nur in diesem Deklinationstyp eindeutig zwischen Kasus- und Numerusfehlern zu unterscheiden ist. In der schwachen Deklination ist dies aufgrund der Formgleichheit zwischen Akkusativ-Singular und Dativ-Plural (z.B. den Jungen) nicht möglich.

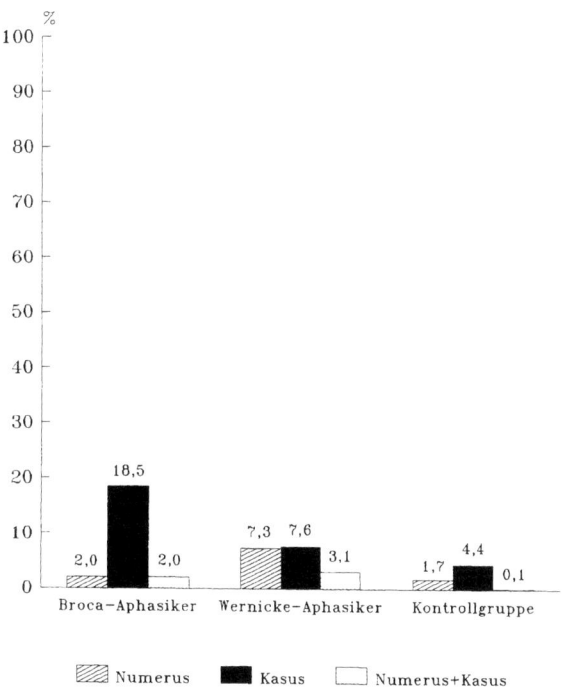

Abb. 5:   Mittlere Prozentwerte der Typen kongruent falscher Antworten

Abbildung 5 zeigt die Anteile der verschiedenen kongruent falschen Antworten an der Gesamtzahl der Antworten in der starken Deklination für die drei Untersuchungsgruppen. Die Broca-Aphasiker produzierten mit einem Anteil von 18,5% an allen Antworten deutlich mehr im Kasus als im Numerus falsche Antworten, die einen Anteil von 2,0% ausmachen (Wilcoxon Test: $z = 2.84$; $p < .01$). Bei den Wernicke-Aphasikern ist der Unterschied in den Anteilen von im Kasus (7,6%) und von im Numerus (7,1%) falschen Antworten nicht signifikant ($z = 0.00$; $p > .10$), gleiches gilt für die Kontrollprobanden ($z = 0.89$; $p > .10$). Insgesamt produzierten die Broca-Aphasiker signifikant mehr kongruente, im Kasus falsche Antworten als die Kontrollprobanden

(Mann-Whitney-U-Test: $z = 2.89$; $p < .01$). Auch die Wernicke-Aphasiker gaben mehr kongruente, im Kasus falsche Antworten als die Kontrollprobanden ($z = 2.00$; $p < .05$). Zudem produzierten die Wernicke-Aphasiker mehr kongruente, im Numerus falsche Antworten als die Kontrollprobanden ($z = 2.92$; $p < .01$) und als die Broca-Aphasiker ($z = 2.56$; $p < .05$). Dagegen sind die Anteile von Numerusfehlern bei den Broca-Aphasikern und den Kontrollprobanden vergleichbar ($z = 0.03$; $p > .10$).

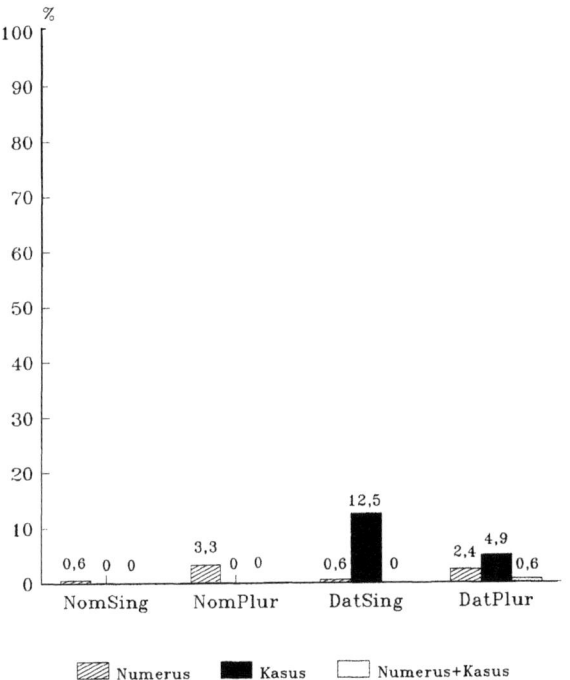

Abb. 6: Kontrollgruppe: Mittlere Prozentwerte der Typen kongruent falscher Antworten

Abbildung 6 gibt die Verteilung der verschiedenen Typen kongruent falscher Antworten in den einzelnen Untersuchungsbedingungen für die Kontrollgruppe wieder. Die Kontrollprobanden produzieren ausschließlich in den beiden Dativ-Bedingungen Kasusfehler, wobei der Anteil im Dativ-Singular noch höher ist als im Dativ-Plural. Für die Kasusfehler, die Maskulina in der Dativ-Singular-Bedingung betreffen, ist festzustellen, daß alle diese Kasus-

134

fehler Ersetzungen des Dativs durch den Akkusativ waren. Diese Analyse der Art der Kasusfehler kann für Feminina, Neutra und die Pluralformen wegen der Formgleichheit zwischen Nominativ und Akkusativ nicht vorgenommen werden.

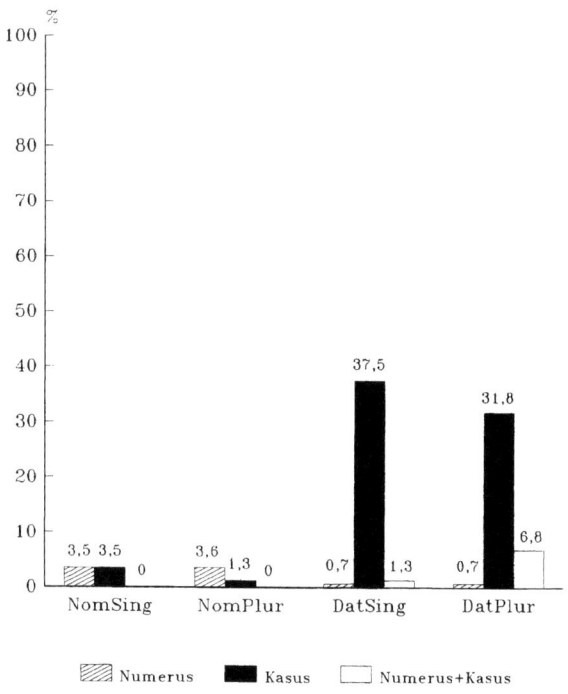

Abb. 7: Broca-Aphasiker: Mittlere Prozentwerte der Typen kongruent falscher Antworten

Auch bei den beiden Aphasikergruppen kommen im Kasus falsche kongruente Antworten vornehmlich in den beiden Dativ-Bedingungen vor. Die Broca-Aphasiker (vgl. Abb. 7) geben sowohl im Dativ-Singular (Wilcoxon-Test: $z = 2.80$; $p < .01$) als auch im Dativ-Plural ($z = 2.48$; $p < .05$) mehr im Kasus falsche, kongruente Antworten als im Numerus falsche. In den beiden Nominativ-Bedingungen unterscheiden sich dagegen die Anteile der verschiedenen Typen kongruenter Antworten nicht (Nominativ-Singular: $z = 0.00$; $p > .10$; Nominativ-Plural: $z = 1.09$; $p > .10$). Die Kasusfehler bei den Maskulina im Dativ-Singular sind auch bei den Broca-Aphasikern mit

68% zum Großteil Ersetzungen des Dativs durch den Akkusativ. Die übrigen 32% Kasusfehler stellen Ersetzungen des Dativs durch den Nominativ dar.

Die Wernicke-Aphasiker (vgl. Abb. 8) produzierten zwar im Dativ-Singular ebenfalls mehr Kasus- als Numerusfehler (Wilcoxon-Test: $z = 2.52$; $p < .05$), im Dativ-Plural sind jedoch keine signifikanten Unterschiede zwischen den Anteilen von im Kasus und im Numerus falschen Antworten zu beobachten ($z = 0.06$; $p > .10$). Auch in den übrigen Bedingungen sind die Anteile von Kasus- und Numerusfehlern vergleichbar (Nominativ-Singular: $z = 1.26$; $p > .10$; Nominativ-Plural: $z = 1.60$; $p > .10$). Bei den Wernicke-Aphasikern stellen 89% der Kasusfehler, die Maskulina im Singular betreffen, Ersetzungen des Dativs durch den Akkusativ dar und 11% Ersetzungen des Dativs durch den Nominativ.

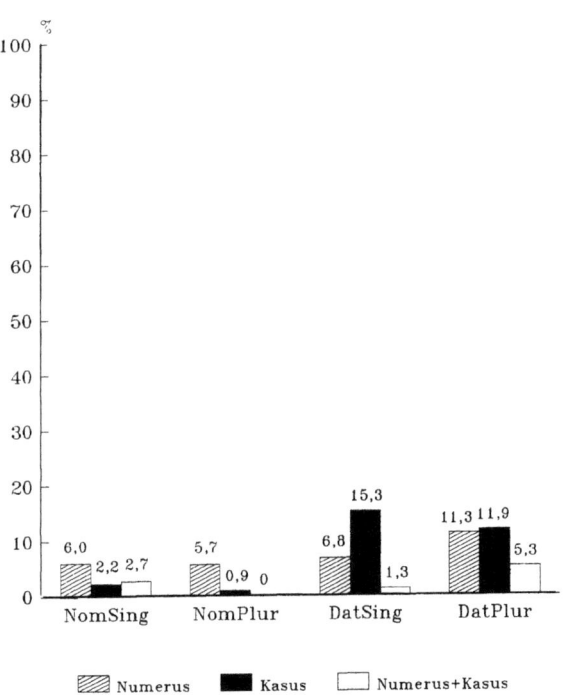

Abb. 8: Wernicke-Aphasiker: Mittlere Prozentwerte der Typen kongruent falscher Antworten

6.5.2.3.2. Diskussion: Ergebnisse der qualitativen Analyse

Der Befund, daß es sich bei den kongruent falschen Antworten der Kontrollgruppe im Dativ hauptsächlich um Kasusfehler handelt, wobei in allen Fällen,
wo dies eindeutig feststellbar ist, der Kasusfehler in der Verwendung des
Akkusativs statt des Dativs besteht, stützt die Vermutung, daß der Leistungsabfall im Dativ gegenüber dem Nominativ bei den Kontrollprobanden auf
einen dialektalen Faktor zurückzuführen ist.

Es wäre aber auch denkbar, daß die relativ hohe Menge der beobachteten Akkusativverwendungen ein Artefakt der Datenauswertung ist. Der
Großteil der in der Untersuchung verwendeten Substantive waren Maskulina,
bei denen sich Dativ- und Akkusativform im Singular lediglich durch die Artikelformen "dem" versus "den" unterscheiden. Es ist möglich, daß die auditive
Diskrimination zwischen den beiden Nasalen Schwierigkeiten bereitet und so
bei der Auswertung einige der verwendeten Dative als Akkusative bewertet
wurden und umgekehrt. Um diesen nicht unplausiblen Einwand zu überprüfen,
wurde der Anteil von Akkusativ- und Nominativverwendungen bei den Maskulina in der Dativ-Singular-Bedingung der starken Deklination mit dem
Anteil von Kasusfehlern bei den Feminina und Neutra verglichen, bei denen
Akkusativ- und Nominativform zwar identisch sind, bei denen jedoch kaum
Verwechslungen zwischen Dativ und Akkusativ/Nominativ aufgrund phonologischer Ähnlichkeit zwischen Dativ und Akkusativ/Nominativ (z.B. der
Maus - die Maus, dem Pferd - das Pferd) zu befürchten sind. Insgesamt war
bei den Kontrollprobanden der Anteil von Nominativ- und Akkusativverwendungen bei den Maskulina (13,5% aller Antworten) und den Feminina/Neutra
(11,1% aller Antworten) annähernd gleich, so daß der auditive Faktor als
Ursache für die Menge von Kasusfehlern - wenn überhaupt - nur eine geringfügige Rolle spielt.

Bei den Broca-Aphasikern dominieren die Kasusfehler ebenfalls eindeutig gegenüber den Numerusfehlern, was insbesondere auf die hohen Anteile
von Kasusfehlern in den beiden Dativ-Bedingungen zurückzuführen ist.
Demgegenüber kommen Numerusfehler in den kongruenten Antworten nur in
verschwindend geringem Maße vor.

Zu den Kasusfehlern führten auch bei den Broca-Aphasikern in erster Linie Verwendungen des Akkusativs statt des Dativs. Auch bei den Broca-Aphasikern können auditive Diskriminationsprobleme zwischen Akkusativ und Dativ seitens des Auswerters, die aufgrund dysarthrischer Entstellungen in den Äußerungen der Broca-Aphasiker gerade bei der Analyse der Ergebnisse dieser Gruppe eine größere Rolle spielen könnten als bei den Kontrollprobanden, als Ursache für den relativ hohen Anteil von Akkusativverwendungen weitgehend ausgeschlossen werden. Für diese Gruppe zeigten sich genau wie für die normalen Kontrollprobanden annähernd gleiche Anteile von Kasusfehlern bei den Maskulina (34,1%) auf der einen Seite und den Feminina und Neutra (36,4%) auf der anderen Seite.

Ungefähr ein Drittel der Kasusfehler bei den Maskulina der starken Deklination stellen bei den Broca-Aphasikern Verwendungen des Nominativs statt des Dativs dar. Dieser Fehlertyp war bei den nicht-aphasischen Kontrollprobanden überhaupt nicht zu beobachten. Neben dem starken Ausmaß des Leistungsabfalls spricht auch diese Besonderheit der Broca-Aphasiker dagegen, ihre schlechten Leistungen in der Dativ-Bedingung als normales, dialektales Sprachverhalten zu deuten.

Bei den Wernicke-Aphasikern war der Anteil von im Kasus und im Numerus falschen Antworten ausgeglichen. Im Unterschied zu den Broca-Aphasikern produziert diese Probandengruppe einen höheren Anteil von kongruenten, im Numerus falschen Antworten als die nicht-aphasischen Probanden. Dieser Befund deutet an, daß die Wernicke-Aphasiker größere Probleme bei der korrekten Realisierung des Numerus haben, als sich dies in der Analyse der richtigen Antworten zeigte. Allerdings produzieren die Wernicke-Aphasiker auch mehr im Kasus falsche, kongruente Antworten als die Kontrollprobaden. Wie bei den Broca-Aphasikern sind bei den Wernicke-Aphasikern - wenn auch nur in geringem Umfang - Verwendungen des Nominativs statt des Dativs zu beobachten. Dies deutet an, daß auch die Wernicke-Aphasiker über normales Sprachverhalten hinausgehende Schwierigkeiten mit dem Dativ haben, die aber nicht so stark wie bei den Broca-Aphasikern sind. Für die Wernicke-Aphasiker können Diskriminationsprobleme als Ursache für den hohen Anteil von Kasusfehlern ebenfalls mit hoher Wahrscheinlichkeit ausgeschlossen werden. Bei dieser Probandengruppe fand sich ein Anteil von 19,3% Kasusfehlern bei den Maskulina gegenüber 10,6% bei den Feminina und Neutra.

7. Untersuchung zur Produktion flektierter Verbformen

7.1. Probanden

Die Probanden dieser Untersuchung waren nur teilweise mit denen des Experiments zur Produktion flektierter Nominalphrasen identisch. Aufgrund von Verzögerungen in der Vorbereitung konnte die Untersuchung zur Produktion flektierter Verbformen nicht gleichzeitig mit dem Substantivexperiment durchgeführt werden. Dies hatte zur Folge, daß einige der Patienten, die am Substantivexperiment teilgenommen hatten, nicht mehr verfügbar waren, so daß auch einige neue Patienten einbezogen werden mußten. Für die Gruppe der Broca-Aphasiker galt dies für 5 Patienten. Die Gruppe wurde um 4 neue Patienten ergänzt. Bei den Wernicke-Aphasikern standen 6 Patienten nicht mehr zur Verfügung. Diese Probandengruppe konnte lediglich durch 3 neue Patienten ergänzt werden.

Die Auswahl der neu hinzugezogenen Probanden erfolgte nach denselben Kriterien wie im ersten Experiment (vgl. Abschnitt 6.1.). Die Untersuchungsgruppen bestanden aus 10 Broca-Aphasikern, 8 Wernicke-Aphasikern und 9 nicht-aphasischen Probanden. Tabelle 8 zeigt die Zusammensetzung der beiden Aphasikergruppen. Die Broca-Aphasiker waren im Schnitt jünger als die Wernicke-Aphasiker (Mann-Whitney-U-Test: $z = 2.40$; $p < .05$), was für unselegierte Stichproben nicht ungewöhnlich ist (Harasymiw, Halper & Sutherland, 1981). Die Kontrollprobanden waren den Wernicke-Aphasikern im Alter (Mdn = 63,0; range: 46 - 69) vergleichbar ($z = 0.14$; $p > .10$) aber im Schnitt älter als die Broca-Aphasiker ($z = 2.90$; $p < .01$). Die beiden Aphasikergruppen unterschieden sich weder in der Krankheitsdauer ($z = 0.67$; $p > .10$) noch in ihren Leistungen im Token Test ($z = 1.47$; $p > .10$) statistisch signifikant voneinander.

1. Broca-Aphasiker

Pb-Nr.	Alter	Dauer	Spont. 123456	TT	NA	SC	BE	VE	Klass.
1	33	75	235451	21	115	68	107	104	BR 100%
2	44	15	224322	19	84	44	84	92	BR 100%
3	52	32	334442	7	123	82	97	86	BR 100%
4	46	79	234451	14	131	42	89	88	BR 100%
5	48	16	344342	19	115	77	101	103	BR 81,1%
6	53	121	334442	20	121	43	108	101	BR 100%
7	53	57	215442	10	144	83	110	110	BR 100%
8	48	81	225442	25	87	27	80	80	BR 100%
9	48	49	245342	22	130	51	86	85	BR 100%
10	39	9	333442	15	141	43	114	115	BR 100%
Mdn:	48	53		19					
range:	33-53	9-121		7-25					

2. Wernicke-Aphasiker

Pb-Nr.	Alter	Dauer	Spont. 123456	TT	NA	SC	BE	VE	Klass.
1	56	3	225434	28	125	63	48	64	WE 99%
2	21	13	333343	50	123	73	71	83	WE 92%
3	62	30	254343	20	141	39	88	93	WE 75,3%
4	49	60	455353	22	112	77	79	81	WE 100%
5	66	16	354353	9	125	82	93	90	WE 93,1%
6	57	47	454443	25	101	78	100	97	WE 94,1%
7	70	141	455333	27	109	72	112	109	WE 99,6%
8	68	58	354353	8	137	72	97	101	WE94,5%
Mdn:	59,5	38,5		23,5					
range:	21-70	3-141		8-50					

Tab. 8: Probandenübersicht

Erläuterungen:

Alter: Alter in Jahren; *Dauer:* Krankheitsdauer in Monaten; *Spont.*: Bewertung der Spontansprache (min=0; max=6), 1: Kommunikationsverhalten, 2: Artikulation und Prosodie, 3: automatisierte Sprache, 4: semantische Struktur, 5: phonematische Struktur, 6: syntaktische Struktur; *TT*: alterskorrigierter Fehlerpunktwert im Token Test (min=0; max=50); *NA*: Nachsprechen (min=0; max=150; *SC*: Schriftsprache (min=0; max=90); *BE*: Benennen (min=0; max=120); *VE*: Sprachverständnis (min=0; max=120); *Klass.*: Alloc-Klassifikation

7.2. Material

Als Untersuchungsmaterial dienten 48 Lückensätze, die durch eine Form der Verben SEIN* oder HABEN zu ergänzen waren. Dabei handelte es sich um Kontexte für die Verwendung dieser Verben als Voll- bzw. Kopulaverb und nicht um den Gebrauch als Auxiliar. Die Beschränkung auf diese beiden Verben erfolgte, da Voruntersuchungen gezeigt hatten, daß bei der Verwendung verschiedener Vollverben bereits leichter gestörte Patienten enorme Schwierigkeiten bei der Lösung der Aufgabe hatten. Dies mag darauf beruhen, daß Agrammatiker offensichtlich besondere Probleme in der Produktion von Verben haben (vgl. Miceli, Silveri, Villa & Caramazza, 1984; Myerson & Goodglass, 1972). Zudem weisen die beiden Verben SEIN und HABEN in allen Formen eine relativ hohe Gebrauchsfrequenz auf. Da Wortfindungsleistungen aphasischer Patienten mit der Worthäufigkeit korrelieren (z.B. Feyereisen, Van der Borght & Seron, 1988; Newcombe, Oldfield & Wingfield, 1965; Rochford & Williams, 1963) sollten in bezug auf diese Verben keine zu massiven Wortfindungsstörungen zu erwarten sein. Darüber hinaus ließen sich für diese beiden Verben zahlreiche, die Wahl des Verbs stark einschränkende Kontexte konstruieren.

Alle Lückensätze waren syntaktisch gleich konstruiert. Es handelte sich bei allen Sätzen um Haupt-Nebensatz-Konstruktionen, bei denen der Nebensatz dem Hauptsatz stets folgte. Die zu ergänzende Lücke für das Verb war in allen Sätzen innerhalb des Nebensatzes, so daß sie immer am Ende der gesamten Konstruktion stand (z.B. "Gestern morgen brach der Verkehr zusammen, weil alle Ampeln rot ..."). Eine Liste der verwendeten Lückensätze findet sich in Anhang B.

Von den 48 Sätzen bildeten jeweils 12 einen Kontext für die folgenden vier Verbformen: 12 Kontexte für Präsens Singular, 12 Kontexte für Präsens Plural, 12 Kontexte für Präteritum Singular und 12 Kontexte für Präteritum Plural. Zur Einschränkung der intendierten Tempusform enthielt die Hälfte der Sätze eine adverbiale Bestimmung (z.B. "Das Fahrrad wurde dem Jungen

---

* Im folgenden Text werden Verbparadigmen durch Großbuchstaben gekennzeichnet, Verbformen durch Kleinbuchstaben in Anführungszeichen.

gestohlen, als er gestern im Schwimmbad ..."), bei der anderen Hälfte erfolgte die Tempusfestlegung über die Tempusmarkierung im Hauptsatz (z.B. "Der Sammler wirft den Pilz weg, weil er giftig ..."). Das die Numerusform des Verbs festlegende Subjekt war in der Hälfte der Sätze ein Pronomen, in der anderen Hälfte eine volle Nominalphrase mit einem Substantiv. Die intendierte Personalform war in allen Sätzen konstant die 3. Person. Alle 48 Testsätze waren in einer Voruntersuchung mit einer Gruppe von 20 Studenten einheitlich durch die intendierten Verbformen ergänzt worden.

Für die Instruktion und zur Eingewöhnung an die Aufgabenstellung wurden zusätzlich 6 analog konstruierte Sätze verwendet.

7.3. Durchführung

Für die Präsentation wurden die 48 Testsätze in eine Zufallsreihenfolge gebracht, die allerdings dahingehend eingeschränkt war, daß nicht mehr als zwei Lückensätze für dieselbe Verbform direkt aufeinander folgten. Die Reihenfolge der Testsätze war für alle Versuchspersonen identisch.

Um ein größtmögliches Verständnis der Lückensätze zu erreichen, wurden die Sätze sowohl visuell auch als auditiv dargeboten. Für die visuelle Darbietung waren die Sätze untereinander auf Din-A-4-Blätter gedruckt, wobei während der Bearbeitung eines Satzes die folgenden durch ein leeres Blatt abgedeckt waren. Den Probanden wurde freigestellt, ob sie die visuelle Präsentation beachten wollten, oder ob sie sich allein auf die auditive konzentrieren wollten. Für die auditive Darbietung las der Versuchsleiter jeden Satz einmal vor. Eine Wiederholung war zulässig, wenn der Proband dies wünschte oder nach der ersten Präsentation keinerlei Reaktion erfolgte.

Als Instruktion wurde dem Probanden erklärt, daß ihm eine Reihe von Sätzen vorgelesen würden, die er auf dem vorgelegten Blatt mitlesen könne. In jedem dieser Sätze fehle das letzte Wort, daß er ergänzen solle. Die Durchführung der Aufgabe wurde anhand des ersten Instruktionsitems demonstriert. Erfolgten innerhalb der Instruktions- und Aufwärmitems ausschließlich vollkommen inadäquate bzw. überhaupt keine Reaktionen, wurde von der Durchführung der Aufgabe abgesehen. Die Durchführung des Experiments erfolgte in einer einzigen Sitzung und dauerte bei den aphasischen Patienten je nach Schweregrad der sprachlichen Beeinträchtigungen zwischen 15 und 25 Minuten und bei den nicht-aphasischen Probanden zwischen 10 und 15 Minuten. Die Testsitzung wurde anhand eines Kassettenrekorders aufgezeichnet.

7.4. Auswertung

Die erste als erkennbare Ergänzung des Lückensatzes vom Patienten gegebene Antwort wurde als Reaktion bewertet. Korrigierte der Patient seine erste Antwort wurde die Selbstkorrektur als Antwort bewertet. In einem ersten Bewertungs- und Analyseschritt wurde nur zwischen richtigen und falschen Antworten sowie Nullreaktionen unterschieden. Als richtig galten sowohl die jeweils intendierte Verbform als auch andere, in der morphosyntaktischen Form in den Satzkontext passende Verben. Dabei wurde nicht berücksichtigt, inwieweit das verwendete Verb semantisch in die vorgegebene Lücke paßte. In einem zweiten Auswertungsschritt wurden allein die falschen Antworten in bezug auf die interessierenden flexionsmorphologischen Kategorisierungen Numerus und Tempus bewertet. Als im Numerus falsch galten alle Antworten, die von der intendierten Numerusform abwichen. Als im Tempus falsch galten alle von der intendierten Tempusform abweichenden Verbformen.

Für alle statistischen Analysen wurden die Rohwerte, d.h., die Anzahl richtiger bzw. falscher Antworten in den verschiedenen Bedingungen bzw. der verschiedenen Typen, herangezogen. Die Darstellung der Untersuchungsergebnisse erfolgt demgegenüber in mittleren Prozentwerten, um einen Vergleich mit den Ergebnissen des Substantivexperiments zu erleichtern.

7.5. Ergebnisse und Diskussion der Ergebnisse

7.5.1. Antworttypen

Bei den Broca-Aphasikern waren insgesamt 57,3% der Antworten richtig und 42,7% wiesen eine im Kontext falsche Verbform auf. Nullreaktionen kamen nicht vor. Ein anderes als das intendierte Verb wurde lediglich in 1% der Antworten verwendet. Die Wernicke-Aphasiker produzierten in 54,4% der Fälle eine richtige Antwort, in 43,7% der Fälle eine Antwort mit im Kontext falscher Verbform und in 1,8% der Fälle eine Nullreaktion. Die Wernicke-Aphasiker gebrauchten in 9,2% ihrer Antworten ein anderes als das intendierte Verb. Bei den Kontrollprobanden waren 96,5% der Antworten richtig, 3,5% enthielten eine kontextinadäquate Verbform. Nullreaktionen und Verwendungen anderer Verben kamen in dieser Probandengruppe nicht vor. Im folgenden werden die richtigen Antworten und die Antworten mit falscher Verbform getrennt voneinander analysiert.

7.5.2. Richtige Antworten

7.5.2.1. Gemeinsame Analyse für beide Verben

Abbildung 9 zeigt die Verteilung der richtigen Antworten in den vier Untersuchungsbedingungen für die Kontrollprobanden. Wie eine 2x2 faktorielle Varianzanalyse mit den Faktoren Tempus und Numerus (abhängig) zeigte, sind die Leistungen in den vier Untersuchungsbedingungen vergleichbar. Es zeigte sich weder ein Effekt für den Faktor Tempus ($F(1,8) = 2.80$; $p > .10$) noch für den Faktor Numerus ($F < 1$). Auch die Interaktion zwischen Tempus und Numerus erwies sich nicht als signifikant ($F(1,8) = 2.17$; $p > .10$).

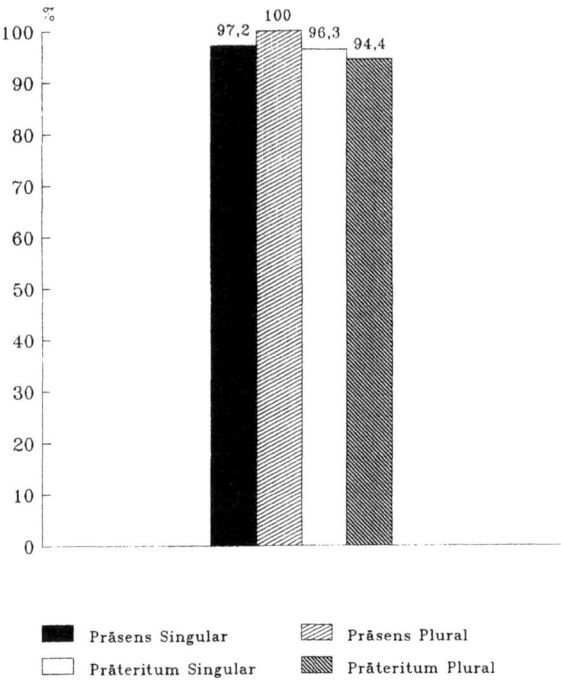

Abb. 9: Kontrollprobanden: Mittlere Prozentwerte richtiger Antworten

Abbildung 10 zeigt die Verteilung der richtigen Antworten in den vier Untersuchungsbedingungen für die beiden Aphasikergruppen. Die statistische Analyse erfolgte mit einer 2x2x2 faktoriellen Varianzanalyse mit den Faktoren Gruppe (unabhängig) sowie Tempus und Numerus (abhängig). Weder der Faktor Gruppe noch der Faktor Tempus zeigten signifikante Haupteffekte (beide $F < 1$). Lediglich der Haupteffekt des Faktors Numerus war signifikant ($F(1,16) = 12.77$; $p < .01$) ebenso die Interaktion Gruppe und Numerus ($F(1,16) = 11.84$; $p < .01$). Keine der übrigen Interaktionen erwies sich als statistisch bedeutsam (alle $F < 1$). Wie Abbildung 10 zu entnehmen ist, beruht die signifikante Interaktion der Faktoren Gruppe und Numerus darauf, daß die Wernicke-Aphasiker im Singular mehr richtige Antworten produzieren als im Plural, während die Variation des Numerus für die Broca-Aphasiker keine Rolle spielt.

146

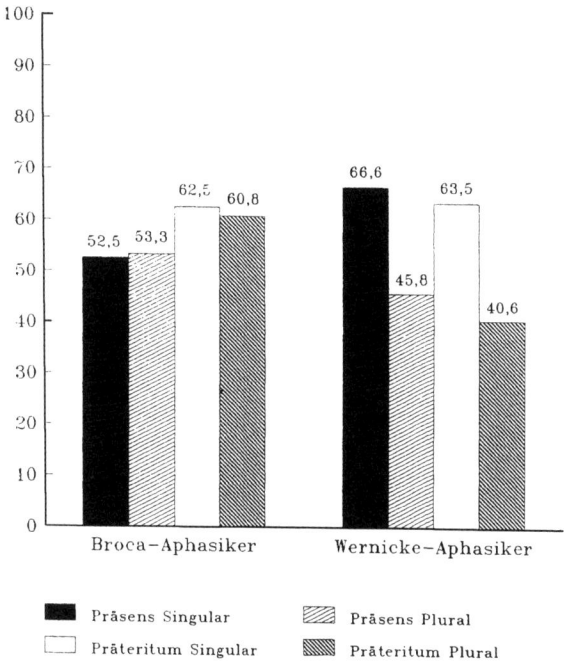

Abb. 10: Aphasiker: Mittlere Prozentwerte richtiger Antworten

7.5.2.2. Vergleich zwischen den beiden Verben

In weiteren statistischen Analysen wurden die Leistungen für die beiden
Verben HABEN und SEIN getrennt voneinander ausgewertet und miteinander
verglichen. Dies geschah ebenfalls anhand 2x2 faktorieller Varianzanalysen mit
den Faktoren Tempus und Numerus (abhängig).

Bei den Kontrollprobanden (vgl. Abb. 11) zeigte die Analyse für das
Verb SEIN weder signifikante Haupteffekte (beide $F < 1$) noch eine
signifikante Interaktion zwischen Tempus und Numerus ($F(1,8) = 2.28$;
$p > .10$). Beim Verb HABEN war dagegen der Haupteffekt Tempus
signifikant ($F(1,8) = 7.84$; $p < .05$), nicht aber der Haupteffekt Numerus und

die Interaktion zwischen Tempus und Numerus (beide F < 1). Wie Abbildung 11 zu entnehmen ist, produzieren die nicht-aphasischen Kontrollprobanden beim Verb HABEN im Präteritum weniger richtige Antworten als im Präsens.

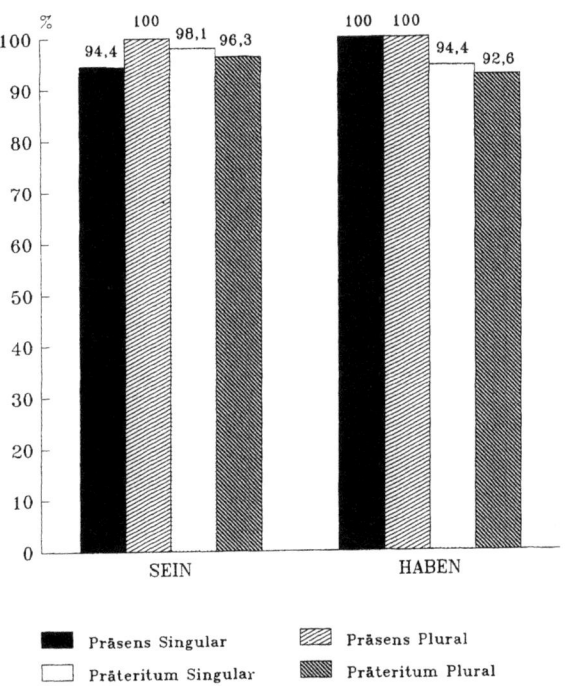

Abb. 11: Kontrollprobanden: Mittlere Prozentwerte richtiger Antworten für die Verben SEIN und HABEN

Bei den Broca-Aphasikern (vgl. Abb. 12) zeigte die Analyse für das Verb SEIN einen signifikanten Haupteffekt des Faktors Tempus ($F(1,9) = 13.0$; $p < .01$). Der Haupteffekt Numerus ($F(1,9) = 3.31$; $p > .10$) war ebenso wenig signifikant wie die Interaktion zwischen Tempus und Numerus ($F < 1$). Wie Abbildung 12 zu entnehmen ist, geben die Broca-Aphasiker beim Verb SEIN im Präsens weniger richtige Antworten als im Präteritum. Beim Verb HABEN waren weder die Haupteffekte (Tempus: $F(1,9) = 1.20$; $p > .10$; Numerus: $F(1,9) = 2.61$; $p > .10$) noch die Interaktion zwischen Tempus und Numerus ($F < 1$) signifikant.

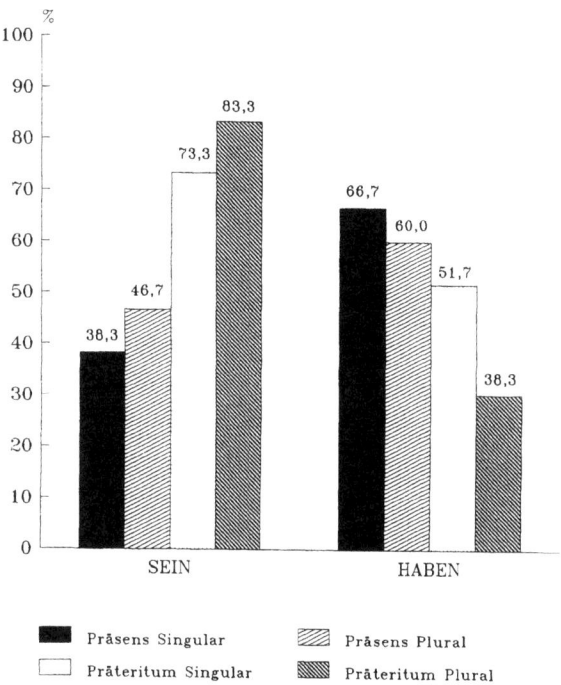

Abb. 12: Broca-Aphasiker: Mittlere Prozentwerte richtiger Antworten für die Verben SEIN und HABEN

Die Varianzanalyse der richtigen Antworten für die Wernicke-Aphasiker (vgl. Abb. 13) ergab beim Verb SEIN keine statistisch bedeutsamen Effekte (Tempus: $F < 1$; Numerus: $F(1,7) = 4.67$; $05 < p < .10$; Interaktion Tempus X Numerus: $F < 1$). Beim Verb HABEN erwies sich dagegen der Haupteffekt Numerus als signifikant ($F(1,7) = 18.8$; $p < .01$). Der Haupteffekt Tempus sowie die Interaktion Tempus und Numerus waren nicht signifikant (beide $F < 1$). Danach sind die Leistungen der Wernicke-Aphasiker beim Verb SEIN in allen Bedingungen vergleichbar, beim Verb HABEN werden dagegen im Plural weniger richtige Antworten gegeben als im Singular (vgl. Abbildung 13).

149

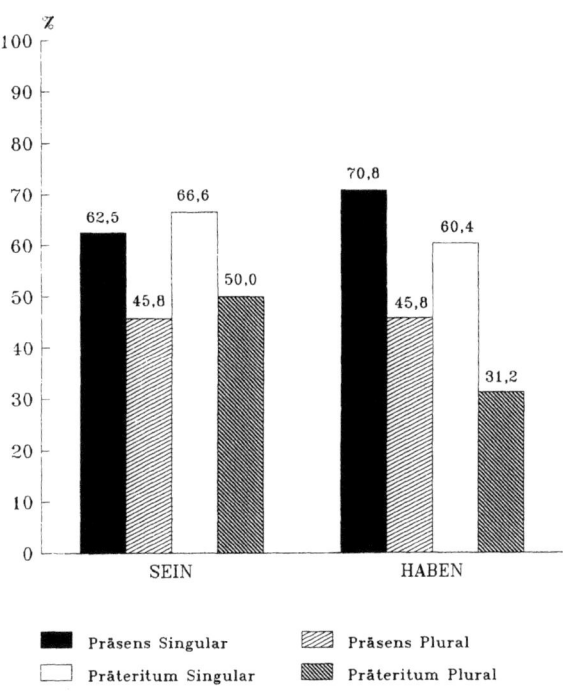

Abb. 13: Wernicke-Aphasiker: Mittlere Prozentwerte richtiger Antworten für die Verben
SEIN und HABEN

7.5.2.3. Diskussion: Richtige Antworten

Beide Aphasikergruppen zeigen mit über 50% richtigen Antworten Leistungen, die weit über der Wahrscheinlichkeit, eine Verbform im Kontext zufällig richtig zu produzieren, liegen. Selbst wenn die Probanden im Verlauf der Durchführung des Experiments gemerkt hätten, daß für jedes Verb lediglich vier verschiedene Formen produziert werden mußten, wäre die Ratewahrscheinlichkeit mit 25% deutlich unter dem tatsächlichen Anteil richtiger Antworten.

Die Broca-Aphasiker zeigten beim Verb HABEN in allen vier Untersuchungsbedingungen vergleichbare Leistungen. Dieses Ergebnismuster zeigt zweierlei. Erstens läßt sich in den Anteilen richtiger Antworten kein Hinweis darauf finden, daß die Broca-Aphasiker, wie man dies nach den Beobachtungen aus der Spontansprache erwarten könnte, im Experiment bevorzugt die Infinitivform produzierten. Dies hätte zu einem hohen Anteil richtiger Antworten im Präsens Plural führen müssen, da die Form für die 3. Person Präsens Plural und den Infinitiv des Verbs HABEN identisch sind. Eine solche Tendenz findet sich in den Ergebnissen jedoch nicht.

Zweitens deutet die Vergleichbarkeit der Leistungen der Broca-Aphasiker in den vier Untersuchungsbedingungen darauf hin, daß sich die Schwierigkeiten der Patienten nicht auf einzelne der untersuchten morphosyntaktischen Kategorien konzentriert. Es macht für die Broca-Aphasiker zumindest beim Verb HABEN offensichtlich keinen Unterschied, ob sie eine Singular- oder Pluralform bzw. ob sie eine Präsens- oder Präteritumform produzieren sollen. Anders als im Substantivexperiment scheinen die Broca-Aphasiker also keine spezifischen Schwierigkeiten mit einer dieser Kategorien zu haben. Ob dies mit Besonderheiten der Verbflexion bzw. der morphosyntaktischen Kategorien der Verbflexion zusammenhängt, wird noch zu diskutieren sein.

Beim Verb SEIN produzierten die Broca-Aphasiker erstaunlicherweise im Präsens weniger richtige Antworten als im Präteritum. Da sich dieser Effekt jedoch nur beim Verb SEIN zeigte, ist es unwahrscheinlich, daß er tatsächlich auf die Tempusvariation zurückgeht. Eine genauere Interpretation dieses Befundes kann erst nach einer gezielteren Fehleranalyse versucht werden. Die Unterschiede zwischen den beiden Verben SEIN und HABEN unterstützen jedoch die Vermutung, daß die morphosyntaktischen Kategorien als solche in diesem Experiment für die Leistungen der Broca-Aphasiker nicht so entscheidend sind, sondern daß hier andere - möglicherweise verbspezifische Eigenschaften - eine stärkere Rolle spielen.

Bei den Wernicke-Aphasikern weist das Leistungsmuster etwas andere Charakteristika aus. Bei dieser Probandengruppe zeigte die Variation des Tempus bei keinem der beiden Verben einen Effekt, es wurden im Präsens genauso viele richtige Antworten gegeben wie im Präteritum. Überraschenderweise gaben die Wernicke-Aphasiker jedoch im Plural tendenziell (beim Verb SEIN) bzw. signifikant (beim Verb HABEN) weniger richtige Antworten als im Singular. Dies eigentlich eher für die Broca-Aphasiker erwartete Ergebnis deutet an, daß die Wernicke-Aphasiker zumindest im Plural Probleme bei der Einhaltung der Subjekt-Verb-Kongruenz haben. Vor einer weitergehenden Interpretation dieses Befundes muß jedoch zunächst überprüft werden, ob der Leistungsabfall im Plural mit einem Anstieg der Numerusfehler einhergeht. Erst dann kann mit einiger Sicherheit davon ausgegangen werden, daß die Wernicke-Aphasiker besondere Probleme mit der morphosyntaktischen Flexionskategorie "Plural" haben. Auf diese Frage soll die folgende Fehleranalyse eine Antwort finden helfen.

7.5.3. Falsche Antworten

7.5.3.1. Bewertung der falschen Antworten

Bei der Analyse der falschen Antworten wurden ausschließlich die im Kontext nicht adäquaten Verbformen berücksichtigt. Alle im Kontext nicht adäquaten Verbformen wichen von der Zielform entweder nur im Tempus, nur im Numerus oder in beiden Kategorisierungen ab. Abweichungen in der Personmarkierung oder einer anderen flexionsmorphologischen Kategorisierung kamen nicht vor.

Dementsprechend konnten die im Kontext inadäquaten Antworten in drei Kategorien aufgeteilt werden. Als "*Tempusfehler*" galten Antworten, die nur im Tempus von der Zielform abwichen. Als "*Numerusfehler*" galten Antworten, die nur im Numerus von der Zielform abwichen. Als "*Tempus+Numerusfehler*" zählten Antworten, die in beiden Kategorisierungen von der erwarteten Verbform abwichen. Statistisch verglichen wurde die Anzahl von Tempus- und Numerusfehlern insgesamt sowie die Verteilung von Tempus- und Numerusfehlern über die vier Untersuchungsbedingungen.

7.5.3.2. Numerus- und Tempusfehler

Die Fehler der Kontrollprobanden bestanden ausschließlich aus Abweichungen im Tempus. Numerusfehler waren bei dieser Gruppe nicht zu beobachten. Aufgrund dieses deutlichen Bildes erübrigen sich weitere Analysen für die falschen Antworten der Kontrollprobanden.

Abbildung 14 zeigt die Anteile der drei verschiedenen Fehlertypen für die Broca-Aphasiker. Wie der Abbildung zu entnehmen ist, überwiegen die Tempusfehler deutlich gegenüber den Numerusfehlern. Diese Differenz zwischen nur im Tempus und nur im Numerus falschen Antworten ist sowohl für das Verb SEIN (Wilcoxon-Test: $z = 2.43$; $p < .05$) als auch für HABEN ($z = 2.80$; $p < .01$) statistisch signifikant.

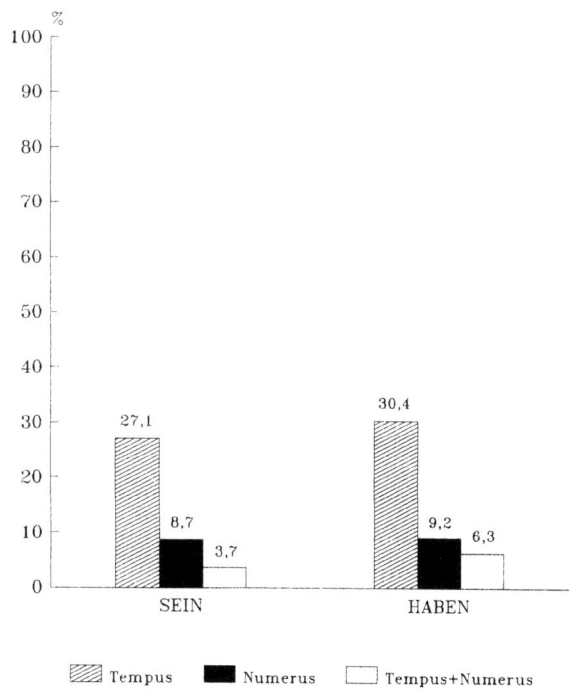

Abb. 14: Broca-Aphasiker: Mittlere Prozentwerte der Fehlertypen

Abbildung 15 zeigt die Anteile der in den verschiedenen morphosyntaktischen Kategorisierungen abweichenden Antworten der Wernicke-Aphasiker. Die Anteile der verschiedenen Fehlertypen weisen eine ähnliche Tendenz auf wie bei den Broca-Aphasikern, der numerisch höhere Anteil von Tempus- gegenüber Numerusfehlern ist aber statistisch nicht abgesichert (SEIN: z = 1.61; p > .10; HABEN: z = 0.91; p > .10).

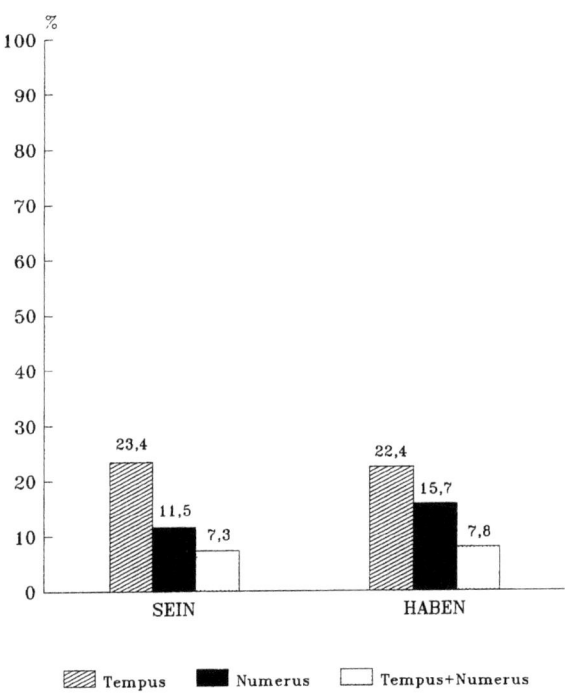

Abb. 15: Wernicke-Aphasiker: Mittlere Prozentwerte der Fehlertypen

7.5.3.3. Verwendete Formen

Tabellen 9-12 geben einen Überblick über die Anteile der von den beiden Aphasikergruppen bei den beiden Verben in den einzelnen Untersuchungsbe- dingungen tatsächlich verwendeten Verbformen.

154

Zielform	Reaktion			
	ist	sind	war	waren
ist	38,3	10,0	48,3	3,3
sind	1,7	46,7	8,3	43,3
war	6,7	3,3	73,3	16,7
waren	0	10,0	6,7	83,3
durchschnittlicher Anteil insgesamt	11,7	17,5	34,1	36,6

Tab. 9: Broca-Aphasiker: Prozentanteile der Verwendung der verschiedenen Formen beim Verb SEIN

Bei den Broca-Aphasikern zeigt sich beim Verb SEIN eine deutliche Bevorzugung der Präteritumformen "war" und "waren", die in insgesamt 34,1% bzw. 36,6% der Antworten gebraucht werden. Dies führt zu einem relativ hohen Anteil richtiger Antworten im Präteritum gegenüber dem Präsens und zu vergleichsweise hohen Fehlerzahlen im Präsens. Im Präsens wird die Form "ist" in 48,3% der Fälle durch die Form "war" ersetzt, die Form "sind" in 43,3% der Fälle durch die Form "waren". Tempusersetzungen des Präteritums durch das Präsens kommen bei SEIN dagegen eher selten vor.

Zielform	Reaktion			
	hat	haben	hatte	hatten
hat	66,7	10,0	20,0	3,3
haben	5,0	60,0	10,0	25,0
hatte*	40,0	2,3	51,7	5,0
hatten	8,3	36,7	16,7	38,3
durchschnittlicher Anteil insgesamt	30,0	27,2	24,6	17,9

Tab. 10: Broca-Aphasiker: Prozentanteile der Verwendung der verschiedenen Formen beim Verb HABEN

---

* Aufgrund von Nullreaktionen und/oder Verwendungen anderer Verben addieren sich die Prozentwerte in dieser Bedingung nicht auf 100%.

Bei HABEN ist demgegenüber eine leichte Tendenz zur bevorzugten Verwendung der Präsensformen zu beobachten. Die Differenz in den Verwendungshäufigkeiten von Präsens- und Präteritumformen ist jedoch weitaus geringer als bei SEIN. Die Tempusersetzungen bei HABEN gehen auch eher in beide Richtungen. Es kommen bei diesem Verb mehr Ersetzungen des Präteritum durch das Präsens vor als bei SEIN: "hatte" wird in 40% der Fälle durch "hat" ersetzt, "hatten" in 25% der Fälle durch "haben", aber es kommen auch Anteile von Ersetzungen des Präsens durch das Präteritum vor: "hat" wird in 10% der Fälle durch "hatte" ersetzt, "haben" in 25% der Fälle durch "hatten". Numerusfehler finden sich bei beiden Verben selten. Bei den Broca-Aphasikern zeigt sich hier keine Tendenz zur Bevorzugung der Singular- oder Pluralform, die Ersetzungen gehen in etwa gleich häufig in beide Richtungen.

| Zielform | Reaktion | | | |
	ist	sind	war	waren
ist*	62,5	4,2	31,2	0
sind	29,2	45,8	6,2	18,7
war*	25,0	2,1	66,6	2,1
waren	20,8	18,7	10,4	50,0
durchschnittlicher Anteil insgesamt	34,4	17,7	28,6	17,7

Tab. 11: Wernicke-Aphasiker: Prozentanteile der Verwendung der verschiedenen Formen beim Verb SEIN

Bei den Wernicke-Aphasikern zeigt sich beim Verb SEIN die bei den Broca-Aphasikern festgestellte Bevorzugung der Präteritumformen nicht. Die Tempusersetzungen gehen bei dieser Gruppe in etwa gleich häufig vom Präsens zum Präteritum und umgekehrt. So wird "ist" in 31,2% der Fälle durch "war" ersetzt und "war" in 25% der Fälle durch "ist". Bei "sind" und "waren" als Zielformen sind die Ersetzungen in beide Richtungen mit 18,7% sogar numerisch identisch.

---

* vgl. Fußnote S. 155

Zielform	Reaktion			
	hat	haben	hatte	hatten
hat	70,8	8,3	18,7	2,1
haben*	27,1	45,8	8,3	16,7
hatte*	33,3	0	60,4	2,1
hatten*	20,8	20,8	25,0	31,2
durchschnittlicher Anteil insgesamt	38,0	18,7	28,1	13,0

Tab. 12: Wernicke-Aphasiker: Prozentanteile der Verwendung der verschiedenen Formen beim Verb HABEN

Bei HABEN findet sich eine leichte Tendenz zu den Präsensformen "hat" und "haben", die in 33,3% bzw. 20,8% der Fälle die numerusentsprechende Präteritumform ersetzen. Ersetzungen der Präsensform durch eine Präteritumform kommen etwas seltener vor: so wird "hatte" in 18,7% der "hat"-Kontexte verwendet und "hatten" in 16,7% der "haben"-Kontexte. Bei den Numerusfehlern der Wernicke-Aphasiker zeigt sich ein deutlicher Trend zur Bevorzugung der Singularformen und zwar sowohl beim Verb SEIN als auch beim Verb HABEN. Dieser Trend führt zu einem höheren Anteil von richtigen Antworten in den Singular- gegenüber den Pluralbedingungen. Ersetzungen einer Singular- durch eine Pluralform kommen nur in vergleichsweise geringem Ausmaß vor.

7.5.3.4. Diskussion: Falsche Antworten

Die wesentlichsten Ergebnisse der Fehleranalyse lassen sich wie folgt zusammenfassen. Bei den Broca-Aphasikern sind kontextinadäquate Verbformen häufiger im Tempus als im Numerus falsch, wobei sich keine bei beiden Verben einheitliche Bevorzugung einer bestimmten Tempus- oder Numeruskategorie feststellen läßt. Bei den Wernicke-Aphasikern ist die Differenz zwischen Tempus- und Numerusfehlern nicht so ausgeprägt. Auch für diese

---

* vgl. Fußnote S. 155

Gruppe ist keine eindeutige Bevorzugung einer Tempuskategorie zu beobachten. Es findet sich allerdings eine deutliche Tendenz zur häufigeren Verwendung einer Singularform gegenüber dem Plural.

Der überraschendste dieser Befunde ist sicherlich der bei den Broca-Aphasikern beobachtete relativ geringe Anteil von Numerus- gegenüber einem höheren Anteil von Tempusfehlern. Zusammen mit der Tatsache, daß Fehler in der Personmarkierung im vorliegenden Experiment überhaupt nicht vorkamen, steht dieses Ergebnis weder mit bisherigen Untersuchungen zur Produktion flektierter Verbformen noch mit der Annahme spezifischer syntaktischer Beeinträchtigungen bei Broca-Aphasikern im Einklang.

Im Gegensatz zu den vorliegenden Befunden zeigten die in Kapitel 4 genauer beschriebenen Untersuchungen zur Verbflexion aus dem Englischen (Goodglass & Berko, 1960; Goodglass et al., 1972; Menn, 1990; de Villiers, 1978) und dem Niederländischen (Kolk et al., 1990) eher ausgeglichene Fehler- bzw. Auslassungsraten von Tempus- und Person- bzw. Numerusmarkierungen, wenn nicht sogar eine Tendenz zu mehr Auslassungen und Fehlern bei der Person/Numerusmarkierung gegenüber der Tempusmarkierung (vgl. Tabelle 1, Abschnitt 4.2.2.3.). Ob diese Divergenzen zwischen den angeführten und der vorliegenden Untersuchung auf Unterschiede in den Untersuchungssprachen oder auf Unterschiede in der Untersuchungsmethodik zurückzuführen sind, läßt sich anhand der vorliegenden Befunde kaum entscheiden. Die in ihrer Methodik der vorliegenden Untersuchung am nächsten kommende ist die von Goodglass und Berko (1960) durchgeführte Lückensatzaufgabe, in die allerdings eine Gruppe nicht klassifizierter Aphasiker einbezogen wurde und die daher keinen direkten Vergleich mit den für die Broca-Aphasiker erzielten Ergebnissen erlaubt. Für sprachspezifische Unterschiede sprechen allerdings die Befunde, nach denen auch die Auslassungsraten für die substantivische Pluralmarkierung bei englischsprachigen Agrammatikern weitaus höher sind, als Fehlerraten beim Plural von Patienten mit stärker flektierenden Muttersprachen. Möglicherweise haben gerade die englischsprachigen Agrammatiker eine sehr starke Tendenz, endungslose Formen zu produzieren, da diese sicherlich im Englischen eine sehr hohe Gebrauchshäufigkeit haben.

Vor dem Hintergrund dieser guten Leistungen der Broca-Aphasiker in bezug auf die Numerusmarkierung überraschen die hohen Fehlerzahlen beim Tempus. Ob die Ursache für diese Schwierigkeiten tatsächlich bei der Produktion der Tempusmarkierung zu suchen ist, oder ob hier etwaige Beeinträchtigungen des Sprachverständnisses, das zur Lösung von Lückensatzaufgaben ja einen nicht unerheblichen Beitrag leisten muß, die ausschlagebende Rolle spielen, läßt sich anhand der Ergebnisse des durchgeführten Experiments nur schwer entscheiden. Für einen möglichen Einfluß rezeptiver Beeinträchtigungen sprechen Befunde, nach denen sowohl Broca- als auch Wernicke-Aphasiker erhebliche Minderleistungen bei der Interpretation der durch die Verbflexion gegebenen Tempusinformation zeigen (Naeser, Mazurski, Goodglass, Peraino, Laughlin & Leaper, 1987; Parisi & Pizzamiglio, 1970; Pierce, 1981). Von den meisten Autoren werden diese Schwierigkeiten bei der Erfassung temporaler Information auf die insbesondere für die Broca-Aphasiker vermuteten generellen Probleme bei der Verarbeitung der durch grammatische Morpheme gegebenen Information zurückgeführt. Die Annahme einer solchen, die Verarbeitung grammatischer Morpheme global betreffenden Störung kann jedoch die schlechteren Leistungen bei der Wahl der korrekten Tempusmarkierung gegenüber der Numerusmarkierung im vorliegenden Experiment nicht allein erklären. Zum einen zeigen Broca-Aphasiker nur geringe Probleme bei der Identifizierung des ebenfalls durch Flexionsendungen markierten substantivischen Numerus. Dies belegen die Ergebnisse verschiedener Satz-Bild-Zuordnungsaufgaben, in denen die Beachtung der substantivischen Pluralmarkierung im Englischen überprüft wurde (Gallaher & Canter, 1982; Naeser et al., 1987), sowie die guten Leistungen bei der Einhaltung der Subjekt-Verb-Kongruenz im vorliegenden Experiment, für die ja ebenfalls die Identifikation des Numerus des Subjekts Voraussetzung war. Zum anderen wurde im vorliegenden Experiment die Wahl des Tempus bei einer Reihe der Sätze nicht nur durch die Flexionsendung des Verbs des Hauptsatzes, sondern zusätzlich durch ein Adverbial eingeschränkt, dessen Verständnis den Broca-Aphasikern eigentlich keine besonderen Probleme bereiten sollte. Ein Vergleich der Anzahl der Tempusfehler in den Sätzen mit und ohne Adverbial zeigte keine Unterschiede zwischen diesen Satztypen, so produzierten die Broca-Aphasiker 49,4% ihrer Tempusfehler in Sätzen mit Temporaladverbial und 50,6% ihrer Tempusfehler in Sätzen ohne Temporaladverbial. Damit fällt eine nur Schwierigkeiten bei der Interpretation der Information grammatischer Morpheme annehmende Erklärung aus, vielmehr deuten sich grundsätzliche Schwierigkeiten bei der Erfassung temporaler Information bzw. bei deren Beachtung in der Sprachproduktion an. Für diese Interpretation sprechen zudem Beobachtungen aus verschiedenen Sprachen mit flexionsmorphologischer Tempusmarkierung am Verb, nach denen Agrammatiker auch in der Spontansprache im Kontext inadäquate Tempusformen verwenden, so im Italienischen (Miceli & Mazzuchi, 1990), dem Schwedischen (Ahlsén & Dravins, 1990) und dem Isländischen (Magnúsdóttir & Thráinsson, 1990).

Gegen eine rein rezeptive Ursache für die Schwierigkeiten bei der Wahl der korrekten Tempusform sprechen auch die bei den Broca-Aphasikern beobachteten Unterschiede zwischen den Verben SEIN und HABEN. Wie die Fehleranalyse zeigte, findet sich bei SEIN eine deutliche Bevorzugung der Präteritumformen sowohl als korrekte als auch als falsche Reaktion. Bei HABEN zeigte sich dagegen eine leichte Tendenz zur Bevorzugung der Präsensform. Da sich diese gegenläufige Tendenz bei den beiden Verben weder bei den Kontrollprobanden noch bei den Wernicke-Aphasikern fand, ist nicht davon auszugehen, daß sie auf Mängeln im Untersuchungsmaterial beruht. Rezeptive Schwierigkeiten als alleinige Ursache für die Fehler bei der Tempusmarkierung hätten bei beiden Verben in gleicher Weise zur zufälligen oder konstanten Wahl einer Tempuskategorie führen sollen. Die gegenläufige Tendenz bei den beiden Verben spricht zudem gegen eine These von Lapointe (1985), nach der Broca-Aphasiker die Verbform bevorzugt verwenden, die für jede flexionsmorphologische Kategorisierung die am wenigsten semantisch markierte Kategorie realisiert. Nach der von Lapointe angenommenen Markiertheitshierarchie ist innerhalb der Tempora das Präsens die am wenigsten markierte Kategorie. Dementsprechend sollten nach dieser These häufig Ersetzungen einer Präteritum- durch eine Präsensform aber vergleichsweise selten Ersetzungen in die andere Richtung zu beobachten sein. Zumindest beim Verb SEIN stehen die Ergebnisse der Broca-Aphasiker jedoch in deutlichem Widerspruch zu der These. Offensichtlich spielen für die Formwahl bei den Broca-Aphasikern weitere Faktoren eine wesentliche Rolle.

Eine erste Vermutung, daß die Bevorzugung der Präteritumform von SEIN auf einer höheren Gebrauchshäufigkeit der Präteritumformen gegenüber den Präsensformen dieses Paradigmas zurückzuführen sei, bestätigte sich nicht. Sowohl im Paradigma von SEIN als auch von HABEN sind die Präsensformen jeweils hochfrequenter als die im Numerus entsprechenden Präteritumformen (Institut für Deutsche Sprache, 1965, 1981).

Die Annahme liegt nahe, daß die Ursache für die häufige Verwendung der Präteritumformen in einer Besonderheit des Paradigmas von SEIN liegt, die das Paradigma von HABEN nicht aufweist. Dazu sollen die beiden Paradigmen näher verglichen werden. Tabelle 13 gibt die verschiedenen Person-/Numerusformen des Präsens und des Präteritum für die beiden Verben wieder.

		SEIN		HABEN	
		Präsens	Präteritum	Präsens	Präteritum
Singular	1. Person	bin	war	habe	hatte
	2. Person	bist	warst	hast	hattest
	3. Person	ist	war	hat	hatte
Plural	1. Person	sind	waren	haben	hatten
	2. Person	seid	wart	habt	hattet
	3. Person	sind	waren	haben	hatten

Tab. 13: Formen der Verben SEIN und HABEN

Es fällt auf, daß das Paradigma von SEIN im Vergleich zu HABEN einen sehr viel höheren Grad an Suppletion aufweist. Dies trifft insbesondere auf die verschiedenen Person-/Numerusformen des Präsens von SEIN zu, die weder den gleichen Stamm noch die üblichen Flexionsendungen für Person und Numerus aufweisen. Dagegen sind die Präteritumformen von SEIN ganz regulär nach dem Konjugationsmuster der starken Verben gebildet (vgl. z.B. Eisenberg, 1989). Zwar findet im Präteritum gegenüber dem Präsens eine vollkommene Stammveränderung statt, aber die Flexionsendungen der starken Verben werden systematisch zur Kennzeichnung der verschiedenen Person-

/Numerusformen herangezogen. Das hohe Maß an Suppletion und das Fehlen der Flexionsendungen innerhalb der Präsensformen von SEIN bewirkt, daß diese Formen weder in bezug auf ihre Zugehörigkeit zu einem Paradigma noch auf die in ihnen enthaltene Person-/Numerusinformation transparent markiert sind. In den Formen selbst findet sich weder ein Hinweis auf Paradigmenzugehörigkeit noch auf die morphosyntaktischen Kategorien, die diese Formen realisieren.

Die mangelnde morphosyntaktische Durchsichtigkeit in den Präsensformen von SEIN könnte ein Grund dafür sein, daß die Broca-Aphasiker diese Formen vermeiden und die nach regulären Mustern gebildeten und daher zumindest in bezug auf die Person-/Numerusmarkierung transparenteren Formen des Präteritum bevorzugen. Eine solche Annahme wird von Befunden an türkischsprachigen Broca-Aphasikern gestützt. Das Türkische gehört zum agglutinierenden Sprachtyp mit einer sehr hohen Transparenz von Form und Bedeutung im Bereich der Flexionsmorphologie, d.h., es existieren konstante Flexionssuffixe für die verschiedenen grammatischen Kategorien, kaum Irregularitäten, kaum Synkretismen und außer der durch die Vokalharmonie bedingten phonologischen Variation kaum Allomorphie. Diese hohe Durchsichtigkeit der Kodierung von grammatischen Kategorien gilt als einer der Gründe dafür, daß türkische Kinder das Kasussystem ihrer Sprache im Gegensatz zu deutschsprachigen Kindern bereits in sehr frühem Alter beherrschen (Slobin & Bever, 1982). Interessanterweise zeigen gerade türkische Broca-Aphasiker nicht die für das Deutsche und Englische vielfach gezeigten Besonderheiten im Umgang mit Flexionsmorphemen. Sie haben offenbar vergleichsweise geringe Probleme, in ihren Äußerungen Kasusmarkierungen und Verbflexionsendungen kontextadäquat zu verwenden (Slobin, 1991) und beim Satzverständnis die durch die Kasusmarkierungen gegebene Information zu nutzen (MacWhinney, Osmán-Sági & Slobin, 1991).

Bringt man diese Befunde mit dem Ergebnismuster der Broca-Aphasiker bei der Produktion der Verbformen in Zusammenhang, so sind die Präsensformen des Verbs SEIN am wenigsten durchsichtig, sowohl was ihre Zugehörigkeit zu einem Paradigma betrifft, als auch was die Markierung von Numerus und Person betrifft. Dies könnte der Grund für die Vermeidung dieser Formen durch die Broca-Aphasiker sein. Demgegenüber weisen die Formen im Paradigma von HABEN kaum Stammveränderung auf. Zudem nehmen alle Formen die regelmäßigen Flexionsendungen zur Markierung von Person und Numerus. In ihrer Transparenz unterscheiden sich die Präsens- und Präteritumformen von HABEN nicht so deutlich. Entsprechend findet sich in den Reaktionen der Broca-Aphasiker auch keine so starke Tendenz zur Wahl der einen oder anderen Form.

Bei den Wernicke-Aphasikern erwies sich die Differenz zwischen der Anzahl der Tempus- und der Numerusfehler als weniger ausgeprägt als bei den Broca-Aphasikern. Zwar ist die Anzahl der Tempusfehler in etwa so hoch wie bei den Broca-Aphasikern, aber die Wernicke-Aphasiker weisen eine etwas höhere Anzahl von Numerusfehlern als die Broca-Aphasiker auf. Wie die Fehleranalyse zeigte, bevorzugen die Wernicke-Aphasiker insgesamt eher die Singularformen. Dadurch konzentrieren sich die Numerusfehler bei den Wernicke-Aphasikern in den Plural-Bedingungen. Die tendenziell höhere Anzahl von Numerusfehlern bei den Wernicke- gegenüber den Broca-Aphasikern überrascht zunächst, da nach den gängigen Erklärungsansätzen Verletzungen der syntaktisch bedingten Subjekt-Verb-Kongruenz eher bei den Broca- als bei den Wernicke-Aphasikern zu vermuten sind.

Auffälligkeiten bei der Beachtung der Subjekt-Verb-Kongruenz wurden für Wernicke-Aphasiker jedoch auch in anderen Untersuchungen bestätigt. Grossman und Haberman (1982) fanden in einer Aufgabe zur Grammatikali- tätsbeurteilung, daß Wernicke-Aphasiker Sätze mit Verletzungen der Subjekt- Verb-Kongruenz häufiger als grammatisch akzeptieren als Broca-Aphasiker. Bates, Friederici und Wulfeck (1987b) berichten für das Italienische, daß Wernicke-Aphasiker die durch die Subjekt-Verb-Kongruenz gegebene Infor- mation zur Identifizierung des Satzsubjekts tendenziell weniger nutzen als Broca-Aphasiker.

Da alle diese Aufgabenstellungen die rezeptive Verarbeitung erforderten liegt es nahe, auch die Minderleistungen beim Verbnumerus auf perzeptive Schwierigkeiten bei den Wernicke-Aphasikern zurückzuführen. Diese Gedan- ken diskutieren auch Bates et al. (1987b), die vermuten, daß die Wernicke- Aphasiker entweder aufgrund altersbedingter Hörminderungen oder Gedächtnisminderungen ebenso wie altersvergleichbare nicht-aphasische Probanden Schwierigkeiten bei der sicheren Interpretation grammatischer Morpheme zeigen. Perzeptive Probleme vermuteten auch MacWhinney et al. (1991) für ihren Befund, nach denen zwar ungarische Wernicke-Aphasiker Probleme bei der Identifikation der Akkusativmarkierung zeigen, nicht aber türkische Wernicke-Aphasiker, wobei zu beachten ist, daß die entsprechende Flexionsendung im Türkischen silbisch und häufig betont und deshalb besser wahrnehmbar ist. Für eine solche Interpretation könnte auch sprechen, daß die Wernicke-Aphasiker in den meisten Untersuchungen und auch in der vorliegenden im Schnitt älter waren als die Broca-Aphasiker.

Allerdings müßten die angenommmenen perzeptiven Schwierigkeiten über Flexionsendungen hinaus ausgedehnt werden, denn im Experiment wies die Hälfte der Sätze ein Personalpronomen als Satzsubjekt auf, bei denen die Pluralmarkierung ja nicht durch eine Flexionsendung erfolgt. Zwischen den Sätzen mit substantivischem Subjekt und solchen mit pronominalem Subjekt waren jedoch keine Unterschiede in den Anteilen von Numerusfehlern zu verzeichnen. So traten 47,9% aller Numerusfehler in Sätzen mit pronominalem Subjekt auf und 52,1% der Numerusfehler in Sätzen mit substantivischem Subjekt. Die Annahme gleicher perzeptueller Probleme bei der Wahrnehmung von Flexionsendungen und Funktionswörtern ist jedoch aufgrund der in Abschnitt 4.2.1. dargestellten phonologischen Gemeinsamkeiten zwischen Flexionsendungen und Funktionswörtern durchaus plausibel. Gegen grundsätzliche, syntaktisch bedingte Probleme bei der Einhaltung der Subjekt-Verb-Kongruenz bei Wernicke-Aphasikern spricht auch bei dieser Untersuchungsgruppe, daß Fehler in bezug auf die Personmarkierung überhaupt nicht vorkamen.

8. Zusammenfassende Diskussion der Ergebnisse

8.1. Die Ergebnisse der Broca-Aphasiker

8.1.1. Die Produktion flektierter Wortformen

Unsere Ausgangshypothese war, daß die korrekte Markierung des Kasus als syntaktisch motivierte Flexionskategorisierung größere Schwierigkeiten bereiten sollte als die korrekte Markierung des substantivischen Numerus, der einen stärkeren eigenständigen semantischen Gehalt aufweist. Dagegen sollten beim Verb, wo der Numerus eine rein syntaktisch determinierte Kongruenzkategorisierung darstellt, größere Probleme bei der Wahl und formalen Markierung des Numerus gegenüber dem Tempus auftreten.

Die Ergebnisse der beiden Untersuchungen entsprechen dieser Hypothese nur zum Teil. Im Substantivexperiment hatten die Broca-Aphasiker relativ geringe Probleme mit der Wahl und der formalen Markierung des Numerus, zeigten jedoch massive Schwierigkeiten, wenn eine Nominalphrase im Dativ zu produzieren war. Die Probleme mit dem Dativ äußerten sich zum einen darin, daß im Dativ weniger richtige Antworten gegeben wurden als im Nominativ. Zum anderen überwog bei den kongruent falschen Antworten der Anteil von Kasusfehlern deutlich gegenüber dem Anteil von Numerusfehlern, wobei diese kongruent falschen Antworten zum Großteil Ersetzungen des Dativs durch den Akkusativ waren. Die Ergebnisse des Verbexperiments sind dagegen mit der Hypothese nicht vereinbar. Die falschen Antworten stellten in dieser Untersuchung zum Großteil Abweichungen in der Tempuswahl dar. Die Subjekt-Verb-Kongruenz wurde dagegen verhältnismäßig selten verletzt.

Insgesamt zeigen die Broca-Aphasiker also relativ gute Leistungen beim substantivischen Numerus, aber auch bei der Einhaltung der Kongruenz innerhalb der Nominalphrase sowie der Subjekt-Verb-Kongruenz. Damit demonstrieren die Broca-Aphasiker weitaus größere morphosyntaktische Fähigkeiten, als bislang für die Sprachproduktion agrammatischer Broca-Aphasiker dokumentiert wurden. Diese Befunde sprechen eindeutig gegen die These Grodzinskys (1984, 1990), nach der die Auslassungen und Substitutionen von Funktionswörtern und Flexionsendungen darauf beruhen, daß die syntaktischen Merkmale, die zu einer korrekten Auswahl der grammatischen Morpheme nötig sind, im Agrammatismus nicht spezifiziert sind. Eine solche Störung sollte nach Grodzinskys eigenen Annahmen entweder zur zufälligen Wahl einer Flexionsform führen oder zur Wahl einer default-Form, die in allen Kontexten Verwendung findet. Beide Annahmen finden in den Daten des vorliegenden Experiments jedoch keine Bestätigung.

Zunächst einmal müßte die Annahme dahingehend modifiziert werden, daß nicht alle grammatischen Merkmale im gleichen Maße von der Störung betroffen sind. Die vorliegende Untersuchung zeigt, daß zumindest die nominale Pluralmarkierung Broca-Aphasikern kaum Probleme bereitet. Aber trotz der schlechteren Leistungen bei der Kasusmarkierung ist auch hier weder eine zufällige Wahl noch eine Wahl nach einem default-Prinzip zu beobachten. Bei einer zufälligen Wahl des Kasus sollten auch in den Nominativ-Bedingungen eine Reihe von Kasusfehlern auftreten. Dieser Fehlertypus kommt jedoch in den Nominativ-Bedingungen so gut wie nicht vor. Diese guten Kasusleistungen im Nominativ könnten zwar auch mit einer default-Strategie, nach der der Nominativ bevorzugt verwendet wird, erklärt werden, aber dann sollte auch im Dativ eine generelle Bevorzugung des Nominativs zu beobachten sein. Dagegen findet sich in den Dativ-Bedingungen weitaus häufiger die Verwendung des Akkusativs als die des Nominativs. Der Akkusativ ist bei den Broca-Aphasikern in diesen Bedingungen sogar die am meisten gebrauchte Form, d.h., häufiger als der Dativ aber auch häufiger als der Nominativ. Beide Beobachtungen - d.h., die vornehmliche Verwendung des Nominativs im nominativfordernden Kontext und die seltenere Verwendung des Nominativs in Nicht-Nominativ-Kontexten zeigen, daß Broca-Aphasiker zumindest in Bezug auf den Nominativ sensibel sind, in welchem Kontext der Nominativ adäquat ist und in welchem Kontext nicht.

Auch die Ergebnisse des Verbexperiments sprechen gegen die zufällige bzw. konstante Wahl einer Wortform. Lediglich beim Verb SEIN war eine Tendenz zur Bevorzugung der Präteritumform sowohl in Präteritumkontexten als auch in Präsenskontexten zu beobachten. Aber auch bei diesen Formen war in den meisten Fällen die Numerusmarkierung korrekt. Dies zeigt, daß die Broca-Aphasiker zumindest diese Information bei der Wahl der zu produzierenden Verbform berücksichtigten, ihre Wahl also weder zufällig noch nach einem default-Prinzip trafen.

Der Befund gut erhaltener phraseninterner Kongruenz bei häufiger Ersetzung des Dativs durch den Akkusativ entspricht im wesentlichen den Untersuchungsergebnissen von Bayer, de Bleser & Dronsek (1987), die in ihrer Lückensatzaufgabe fanden, daß agrammatische Broca-Aphasiker nach dem Verb auftretenden Nominalphrasen kaum den Nominativ sondern verstärkt den Akkusativ und zwar auch in dativfordernden Kontexten zuweisen. Bayer et al. erklären diese Befunde zum Teil mit der Verwendung bestimmter Lösungsstrategien innerhalb ihrer Aufgabenstellung, wobei die Agrammatiker einer vor dem Verb stehenden Nominalphrase den Nominativ und einer nach dem Verb stehenden Nominalphrase den Akkusativ zuweisen. In der von Bayer et al. verwendeten Lückensatzaufgabe ist der Einsatz einer solcher Strategie schon auf einer sehr oberflächlichen Verarbeitungsstufe möglich, da in den visuell vorgegebenen Lückensätzen die Lücken durch eine Punktfolge markiert waren. Um die genannte Strategie erfolgreich anwenden zu können, war es für den Patienten lediglich notwendig, das finite Verb zu identifizieren und die Position der Lücke relativ zum finiten Verb festzustellen. Die Anwendung dieser Strategie erscheint auf dem Hintergrund, daß im Deutschen die SVO-Satzgliedfolge die unmarkierte und am häufigsten vorkommende Konstituentenfolge darstellt, durchaus sinnvoll.

Die Anwendung einer derart an der Oberfläche orientierten Lösungsstrategie läßt sich im vorliegenden Experiment aber kaum unterstellen. Die Tatsache, daß in der Dativ-Bedingung relativ selten Nominativformen produziert werden, könnte, wenn man sie als Resultat einer Strategie deuten will, höchstens so interpretiert werden, daß die Agrammatiker semantische Rollen direkt in syntaktische Funktionen umsetzen, ohne die lexikalische Information des jeweiligen Verbs zu berücksichtigen. Eine solche These könnte anschließen an Vermutungen von Saffran und Mitarbeitern (Saffran et al., 1980a, 1980b; Schwartz, Linebarger & Saffran, 1985), nach denen Agrammatiker konzeptuelle Repräsentationen direkt ohne Grammatikalisierung in sprachliche Repräsentationen übersetzen. Sieht man semantische Rollen bereits als Teil einer konzeptuellen Repräsentation (z.B. Levelt, 1989), so wäre plausibel, daß z.B. die semantische Rolle "Agens" per default im Deutschen als Nominativ, nicht-agentivische semantische Rollen als Akkusativ oder Dativ markiert werden. Eine ähnliche Vermutung äußert Clahsen (1988) als Erklärung für die Kasusfehler dysgrammatischer Kinder.

Die Annahme der Anwendung einer solchen Strategie könnte zwar die Ergebnisse der Dativ-Bedingungen erklären, mit den Ergebnissen in den Nominativ-Bedingungen kommt sie jedoch in Schwierigkeiten. Auch hier erfüllt das erfragte Konzept nicht die semantische Rolle des Agens. Beim Verb "bekommen" wird ähnlich wie im Passiv der Rezipient zum Subjekt und somit als Nominativ markiert. Nach einer semantisch basierten Strategie sollten die Patienten dann aber auch in der Nominativ-Bedingung mehr Dativ- oder Akkusativantworten geben. Dieser Fehlertyp kommt jedoch so gut wie nicht vor, so daß die Anwendung einer solchen Strategie kaum in Betracht gezogen werden kann. Die Ergebnisse sind also wohl eher so zu deuten, daß zumindest ein Teil der syntaktischen Verarbeitungsmechanismen erhalten sind.

Diesen Schluß ziehen auch Bayer et al. (1987) aus ihren Befunden, insbesondere aus der Beobachtung, daß ein Großteil der Antworten der Agrammatiker aus intern kongruent flektierten syntaktischen Phrasen bestand:

"Im Idealfall wäre es also so, daß Agrammatismus eine Beschränkung der Sprache auf rein lexikalisch lizensierte Substrukturen ist. Es sei angemerkt, daß Phrasen wie in (32) von einem System generiert werden, das syntaktisch extrem arm ist. Alles was geleistet wird, ist die Transmission bestimmter Merkmale vom X^0-Kopf auf die Nicht-Kopf-Elemente (Komplemente, Spezifizierer). Die möglichen Syntagmen sind finit und strikt lokal, d.h. Bewegung, Bindung, `scrambling' und dergleichen treten nicht auf."

"(32) a) der Hund; der große Hund
         b) gegen den Hund; gegen den großen Hund
         c) den Hund füttern; den großen Hund füttern"

(Bayer et al., 1987: 107/108)

Nach diesen Beschränkungen sollten Agrammatiker noch in der Lage sein, korrekt flektierte syntaktische Phrasen mit lexikalischem Kopf zu produzieren, d.h., in sich korrekte Nominalphrasen, Präpositionalphrasen und Verbalphrasen. Daß Agrammatiker den Phrasentyp (a) und (b) in einer Lückensatzaufgabe erfolgreich meistern können, zeigen die Daten aus den Experimenten von Bayer et al. Daß sie den Phrasentyp (a) "der Hund" auch in einer Aufgabe, die der spontanen Sprachproduktion näher kommt als die Aufgabe von Bayer et al. produzieren können, zeigen die Daten aus dem vorliegenden Experiment. Diese Daten zeigen aber auch, daß die Agrammatiker mit Phrasentyp (c) erhebliche Mühe haben. Es sei daran erinnert, daß im Experiment zur Evozierung der Dativantworten eine Frage mit dem dreiwertigen Verb "geben" verwendet wurde. Für dieses Verb ist lexikalisch spezifiziert, daß es eine Ergänzung im Dativ und eine Ergänzung im Akkusativ benötigt. Diese Information sollte als lexikalische Information nach der These von Bayer et al. auch bei Agrammatikern vorhanden sein und bei der Konstruktion einer Phrase beachtet werden. Wie die hohen Raten von Ersetzungen des Dativs durch den Akkusativ zeigen, haben die Broca-Aphasiker hierbei jedoch erhebliche Probleme. Dieser Tatsache kann mit der These von Bayer et al. nicht Rechnung getragen werden.

Demgegenüber gehen die guten Leistungen bei der Einhaltung der Subjekt-Verb-Kongruenz über die syntaktische Leistungsfähigkeit, die den Broca-Aphasikern von der These Bayers et al. zugeschrieben wird, hinaus. Nach dem in dieser These zugrunde gelegten syntaktischen Beschreibungsrahmen bilden Subjekt und Verb erst auf der Satzebene eine Phrase. Wenn die Fähigkeiten der Broca-Aphasiker zur Phrasenkonstruktion jedoch bis auf die Satzebene reichen, dann läßt sich die Annahme eines syntaktischen Defizits für die Broca-Aphasiker kaum noch rechtfertigen.

Vor dem Hintergrund der guten Leistungen bei der Einhaltung von syntaktisch determinierten Kongruenzbeziehungen bleiben die Ursachen für die massiven Schwierigkeiten der Broca-Aphasiker bei der Produktion des Dativs noch unklar. Sicherlich ist ein Teil der Akkusativverwendungen in den Dativ-Bedingungen auf dialektale Faktoren zurückzuführen, aber die weitaus häufigeren Akkusativverwendungen bei den Broca-Aphasikern gegenüber den nicht-aphasischen Probanden und zum Teil auch gegenüber den Wernicke-Aphasikern sowie die Verwendung der bei den nicht-aphasischen Probanden nicht auftretenden Nominative in Dativkontexten sprechen dagegen, den Leistungsabfall im Dativ allein auf dialektale Einflüsse zurückzuführen.

Das Leistungsmuster deutet auf die Relevanz eines Faktors hin, dem in einem Erklärungsansatz zum Agrammatismus von Stemberger (1982, 1984, 1985) besondere Bedeutung zugemessen wird, nämlich der Gebrauchshäufigkeit syntaktischer Konstruktionen. Stemberger (1984) interpretiert agrammatische Fehlleistungen auf der Grundlage eines interaktiven Aktivationsmodells der Sprachproduktion (Stemberger, 1982, 1984, 1985). Kern dieses Modells ist die Annahme, daß sprachliche Wissensstrukturen als Einheiten auf verschiedenen Repräsentationsebenen abgebildet sind. Diese Repräsentationsebenen und -einheiten entsprechen den Ebenen und Einheiten der linguistischen Sprachbeschreibung, so wird u.a. eine phonologische Ebene mit Phonemen als Einheiten, eine lexikalische Ebene mit Wörtern als Einheiten und eine syntaktische Ebene mit Phrasenstrukturen als Einheiten angenommen. Zwischen den Einheiten der verschiedenen Ebenen aber auch zwischen den Einheiten derselben Ebene bestehen Verbindungen, die zu einer gegenseitigen Aktivierung (zwischen verschiedenen Ebenen) und Hemmung (innerhalb derselben Ebene) der Einheiten während des Sprachproduktionsprozesses führen. Jede Einheit besitzt ein spezifisches Ruhepotential an Aktivation, das von der Gebrauchshäufigkeit einer Einheit in der Sprachverwendung abhängig ist: häufig verwendete Einheiten verfügen über ein relativ hohes Ruhepotential, selten verwendete Einheiten über ein entsprechend niedriges Ruhepotential.

Während des Sprachproduktionsprozesses werden ausgehend von einer vorsprachlichen Mitteilungsintention des Sprechers bestimmte semantisch-pragmatische Einheiten aktiviert, die ihrerseits wiederum eine Aktivierung der Einheiten auf den anderen Ebenen des Sprachproduktionssystems bewirken. Während der folgenden Aktivierungs- und Hemmungsprozesse wird irgendwann ein stabiler Zustand erreicht, in dem eine bestimmte Einheit einen hohen Aktivierungsgrad aufweist, der sie über die für die Produktion notwendige Aktivierungsschwelle hebt, während alle anderen, konkurrierenden Einheiten einen niedrigeren Aktivierungsgrad aufweisen. Die genaue Funktionsweise dieser Aktivierungs- und Hemmungsprozesse ist im Modell noch unterspezifiziert, jedoch lassen sie sich für die gegenseitigen Aktivierungsprozesse von lexikalischen und syntaktischen Einheiten, die für die Interpretation der vorliegenden Daten von besonderem Interesse sind, genauer beschr, ben.

Wird beispielsweise auf der lexikalischen Ebene durch die semantisch-pragmatische Information die Einheit, die das Verb "geben" repräsentiert, aktiviert, so aktiviert diese lexikalische Einheit auf der syntaktischen Ebene die Einheiten, die für die Realisation ihrer Komplemente notwendig sind. Diese syntaktischen Strukturen stellen nach Stemberger (1984) für eine syntaktische Kategorie und für morphosyntaktische Merkmale spezifizierte Lücken zur Verfügung, die wiederum durch lexikalische Elemente ausgefüllt werden müssen und somit ihrerseits wiederum passende lexikalische Einträge aktivieren. So aktiviert die lexikalische Einheit "geben" beispielsweise auf der Ebene der syntaktischen Einheiten eine Nominalphrase im Dativ, die wiederum Lücken für einen Determinator und ein Nomen zur Verfügung stellt:

z.B. "geben" ----> NP_{DAT} (Det___ N___)

Im Normalfall führen die Aktivierungs- und Hemmungsprozesse dazu, daß auf allen Ebenen die der Mitteilungsintention und dem sprachlichen Kontext am besten entsprechenden Einheiten den höchsten Aktivierungsgrad erhalten und so eine semantisch und syntaktisch adäquate Äußerung entsteht. Aufgrund von "Rauschen" im System kann es aber passieren, daß eine inadäquate Einheit den höchsten Aktivierungsgrad erhält, was zu Versprechern führt. Als Quelle für dieses Rauschen nennt Stemberger u.a. zufällige Schwankungen im Ruhepotential einer Einheit, das zu einem gegebenen Zeitpunkt entweder über oder unter seinem spezifischen Wert liegen kann. Daneben spielen die durch die Gebrauchshäufigkeit determinierten systematischen Differenzen zwischen den Ruhepotentialen verschiedener Einheiten in diesem Zusammenhang eine Rolle, die dazu führen, daß hochfrequente Einheiten weniger zusätzliche Aktivierung benötigen, um die Aktivierungsschwelle zu überschreiten als niedrigfrequente Einheiten. Tatsächlich kann Stemberger (1984) zeigen, daß bei bestimmten Versprechern gesunder Sprecher niedrigfrequente lexikalische Elemente häufiger involviert sind als hochfrequente.

Stemberger (1984) führt die strukturellen Besonderheiten agrammatischer Äußerungen genau wie die Versprecher gesunder Sprecher auf diese Rauschquellen zurück. Danach beruht der Agrammatismus nicht auf einer qualitativen Veränderung der syntaktischen Verarbeitung durch ein aphasiespezifisches Defizit einer bestimmten Verarbeitungskomponente, sondern auf einer Verstärkung des auch im normalen System vorhandenen Rauschens und einer Erhöhung der Aktivierungsschwelle für die Einheiten:

> "We can assume, then, that brain damage more or less leaves the syntactic system intact, but increases the noise in a given (set of) subsystem(s) to such a degree that the system may malfunction frequently. The errors that occur are of the same fundamental type as the errors of normals and are due to the same causes, but may show differences in relative frequencies." (Stemberger, 1984: 304)

Sowohl die Erhöhung des unsystematischen Rauschens als auch die Erhöhung der Aktivierungsschwelle führen dazu, daß die Gebrauchsfrequenz für die Leistungen agrammatischer Sprecher eine dominierende Rolle spielt, da gebrauchshäufige Einheiten in ihrem Ruhepotential höher liegen und weniger zusätzliche Aktivierung benötigen, um die Aktivierungsschwelle zu erreichen. Daraus folgt, daß Agrammatiker bei der Produktion hochfrequenter Strukturen weniger Probleme haben sollten als bei der Produktion niedrigfrequenter Strukturen:

> "The high frequency target unit is still generally accessed, though not as far above threshold as in normal speech; the error rate is only slightly increased. Low frequency units, in contrast, are more sensitive to noise, and access ist greatly affected by a large increase in noise." (ebd.: 304)

Die bei Agrammatikern häufig beobachteten Auslassungen grammatischer Morpheme interpretiert Stemberger (1984) als Ersetzung eines niedrigfrequenteren syntaktischen Rahmens durch einen höherfrequenten:

> "As with the speech errors of normals, it is possible to describe such loss errors as substitutions of one syntactic or morphological structure for another. As with normals, there is a very strong bias towards the use of high frequency structures and minimal structures that are shared by many more elaborated structures." (ebd.:304)

Hinweise für die Gültigkeit seiner These sieht Stemberger vor allen Dingen darin, daß die von Agrammatikern produzierten Strukturen im Englischen tatsächlich eine hohe Gebrauchshäufigkeit haben. So sind nach Frequenzzählungen von Francis und Kucera (1982) im Englischen Nominalphrasen ohne Determinatoren häufiger als Nominalphrasen mit Determinatoren, Wortformen ohne Flexionsendung häufiger als Wortfomen mit Flexionsendung.

Diese These bietet einen äußerst flexiblen Erklärungsrahmen für agrammatische Auffälligkeiten in der Sprachproduktion, innerhalb dessen vor allen Dingen auch die beobachtete Variabilität agrammatischer Leistungen erfaßt werden kann. Zunächst einmal können spontane Schwankungen in den Leistungen durch zufällige Schwankungen in den Aktivierungsgraden erklärt werden. Zwischensprachliche Unterschiede können durch die unterschiedliche Häufigkeit bestimmter Strukturen in verschiedenen Sprachen erklärt werden. So wären beispielsweise die von Bates et al. (1987a) gefundenen Unterschiede in den Auslassungsraten von Artikeln zwischen englisch-, italienisch- und deutschsprachigen Agrammatikern auf die unterschiedlichen Verwendungshäufigkeiten dieser NP-Typen in den verschiedenen Sprachen zurückzuführen. Nicht zuletzt können auch systematische Unterschiede zwischen funktional unterschiedlichen grammatischen Morphemen mit diesem Ansatz erklärt werden. Die von Friederici (1982) berichteten Unterschiede zwischen den verschiedenen Präpositionstypen führt Stemberger (1984) selbst darauf zurück, daß die lexikalischen Präpositionen durch ihre eigene Repräsentation auf der semantischen Ebene stärker aktiviert werden als die obligatorischen, die ausschließlich durch das Verb, das sie regiert, aktiviert werden.

Auch für die Ergebnisse des vorliegenden Experiments bietet Stembergers Ansatz eine Erklärungsmöglichkeit. Danach könnten die Schwierigkeiten der Broca-Aphasiker in den Dativ-Bedingungen auf die niedrige Gebrauchshäufigkeit von Dativobjekten im Deutschen zurückzuführen sein. Leider liegen meines Wissens für das Deutsche keine Frequenzzählungen für syntaktische Konstruktionen vor, es gibt aber einen Hinweis darauf, daß Dativobjekte im Deutschen seltener verwendet werden als Akkusativobjekte. Der Anteil von Verben, die ein Dativobjekt fordern, ist gegenüber der Menge der Verben, die ein Akkusativobjekt fordern, verschwindend gering.

Dabei ist eine Vielzahl der Verben mit Dativobjekt auch noch dreiwertig, d.h., sie fordern neben dem Dativobjekt zusätzlich ein Akkusativobjekt (Mater, 1971). Die Fehlleistungen der Broca-Aphasiker im Experiment lassen sich im Rahmen dieser These dann folgendermaßen erklären. Das in der Dativ-Bedingung in der Frage vorgegebene Verb "geben" ("Wem gibt die Frau X?") aktiviert die syntaktischen Einheiten für ein Dativ- und ein Akkusativobjekt. Aufgrund seiner höheren Frequenz hat der syntaktische Rahmen für das Akkusativobjekt eine höhere Ruheaktivität als der für das Dativobjekt und liegt somit von vornherein näher an der Aktivierungsschwelle. Dies kann dazu führen, daß die syntaktische Einheit für das Akkusativobjekt häufiger als die für das Dativobjekt die Aktivierungsschwelle überschreitet und so für die Produktion selegiert wird. In diesen syntaktischen Rahmen für ein Akkusativobjekt werden dann die lexikalischen Einheiten, die eigentlich als Dativobjekt erscheinen sollten, eingefüllt. Daß gerade die Produktion einer Akkusativphrase der häufigste Fehlertyp bei den Broca-Aphasikern ist, wäre demnach dadurch zu erklären, daß diese durch das Verb "geben" ebenfalls aktiviert wird. Interessant wäre in diesem Zusammenhang die Klärung der Frage, ob es auch bei Verben, die ausschließlich ein Dativobjekt fordern, zu diesem hohen Anteil an Akkusativverwendungen kommt.

Mißt man der Gebrauchshäufigkeit eine so wesentliche Rolle zu, so ist natürlich zu fragen, warum bei den Broca-Aphasikern nicht häufiger Reaktionen im Nominativ vorkamen. Daß Nominative überhaupt verwendet wurden, ist innerhalb des Ansatzes von Stemberger problemlos zu erklären, denn sicherlich weist der Nominativ gegenüber allen anderen Kasus im Deutschen die höchste Gebrauchsfrequenz auf. Damit sollte er auch häufig in den Reaktionen der Patienten Verwendung finden. Die Daten sprechen jedoch dafür, daß der Akkusativ den stärkeren Konkurrenten zum Dativ darstellt als der Nominativ. Offensichtlich verfügen Dativ und Akkusativ als Objektkasus über so starke gemeinsame strukturelle Eigenschaften, daß sie deutlich gegenüber dem Nominativ abgegrenzt sind.

Gegen den vorgeschlagenen Erklägungsansatz, nach dem die Hauptfehlerquelle auf der Ebene der syntaktischen Einheiten zu suchen ist, sprechen allerdings die in der schwachen Deklination - nicht aber in der starken -

beobachteten Leitungsunterschiede zwischen Dativ-Singular und Dativ-Plural. In der schwachen Deklination war bei den Broca-Aphasikern der Anteil richtiger Antworten im Dativ-Plural höher als im Singular, während die Leistungen im Singular und Plural der starken Deklination vergleichbar waren. Dieser Unterschied zwischen den beiden Deklinationstypen beruht in erster Linie auf einem vergleichsweise hohen Anteil richtiger Antworten im Dativ-Plural der schwachen Deklination gegenüber dem Dativ-Plural der starken Deklination. Die angenommene erschwerte Aktivierung einer Dativ-Phrase sollte sich jedoch in allen Bedingungen, in der die Produktion eines Dativs gefordert ist, in gleicher Weise auswirken.

Die Vermutung liegt nahe, daß der hohe Anteil richtiger Antworten im Dativ-Plural der schwachen Deklination auf dem Synkretismus der Form beruht, die sowohl den Dativ-Plural als auch den Akkusativ-Singular repräsentiert (z.B. den Jungen), so daß in dieser Bedingung ein bestimmter Fehlertyp, nämlich die Verwendung des Akkusativ-Singular, als korrekt bewertet wird. Um diese Möglichkeit zu überprüfen, wurde analysiert, wie häufig im Dativ-Plural der starken Deklination, wo der Akkusativ-Singular und der Dativ-Plural formal klar voneinander differenziert sind (z.B. den Hund - den Hunden), der Akkusativ-Singular verwendet wurde. Dies war nur in 4,7% aller Antworten dieser Bedingung der Fall. Da es unwahrscheinlich ist, daß der Anteil von Akkusativ-Singular Verwendungen in der schwachen Deklination wesentlich höher ist, kann angenommen werden, daß die relativ guten Leistungen im Dativ-Plural der schwachen Deklination nicht allein darauf beruhen, daß ein bestimmter Fehlertyp in dieser Bedingung als korrekt bewertet wird.

Möglicherweise hängen die vergleichsweise schlechten Leistungen im Dativ-Plural der starken Deklination damit zusammen, daß in dieser Bedingung Substantivformen produziert werden mußten, die ausschließlich im Dativ-Plural vorkommen, denn für diese Bedingung waren ja Substantive ausgewählt worden, die separierbare Plural- und Dativmarkierungen aufweisen. Daraus folgt, daß die in diesem Deklinationstyp im Dativ-Plural zu produzierenden Substantivformen wahrscheinlich innerhalb des jeweiligen Paradigmas eine relativ niedrige Wortfrequenz aufweisen. Eine Betrachtung der Wortfrequenzen des Mannheimer Corpus (Institut für Deutsche Sprache 1965, 1981) bestätigt diese Vermutung. So sind beispielsweise in den Paradigmen HUND und PFERD jeweils die Dativ-Plural-Formen diejenigen mit der bei weitem niedrigsten Frequenz ("Hund": 35*, "Hunde": 20, "Hunden": 4; "Pferd": 29, "Pferde": 26; "Pferden": 8). Demgegenüber ist die Substantivform, die im Dativ-Plural der schwachen Deklination produziert werden muß, multifunktional, d.h., sie steht im Genitiv, Dativ und Akkusativ Singular sowie in allen Pluralformen. Entsprechend gering sind die Frequenzunterschiede zwischen den Formen (z.B. "Hase": 6, "Hasen": 4). Bei etlichen der verwendeten Wörter verfügt die affigierte Form sogar über eine höhere Frequenz als die Grundform (z.B. "Junge": 24, "Jungen": 41).

Aufgrund dieser Beobachtungen kann man also vermuten, daß die sprachproduktiven Leistungen der Broca-Aphasiker nicht nur von den Schwierigkeiten bei der Aktivierung des syntaktischen Rahmens für ein Dativobjekt bestimmt sind, sondern daß ebenfalls die Frequenzen der Wortformen, die in diesen Rahmen eingefügt werden müssen, eine Rolle spielen. Daß die Worthäufigkeit für sprachproduktive Leistungen von Aphasikern relevant ist, ist aus Benennaufgaben zumindest für Inhaltswörter - in erster Linie Substantive - gut belegt (z.B. Feyereisen et al., 1988; Newcombe et al., 1965; Rochford & Williams, 1965). Für die Annahme, daß Unterschiede in der Gebrauchshäufigkeit verschiedener Flexionsformen eines Paradigmas bei Aphasikern ebenfalls mit Leistungsunterschieden einhergehen, gibt es Hinweise aus dem rezeptiven Bereich. Graetz, Friederici und Schriefers (1989) fanden in einer lexikalischen Entscheidungsaufgabe, in der verschiedene Flexionsformen von Adjektiven, Determinatoren und Quantoren dargeboten wurden, erhebliche Leistungseinbrüche der untersuchten Agrammatiker speziell bei Dativformen. Es spricht also einiges dafür, auch in der Sprachproduktion frequenzabhängige Leistungsunterschiede zwischen den verschiedenen Flexionsformen eines Paradigmas zu erwarten. Nach Stembergers Modell ist für die erfolgreiche Produktion einer lexikalischen Einheit allerdings weniger die absolute Gebrauchshäufigkeit relevant, sondern die relativen

---

* Die angegebenen Werte beziehen sich auf den Gesamtkorpus (geschriebene und gesprochene Sprache) normiert auf 1.000.000 Wörter.

Frequenzunterschiede zwischen den Formen, die während der Aktivierungs-prozesse konkurrieren. Erst so ist zu erklären, daß die Produktion einer abso-lut gesehen hochfrequenten Form, wie der Dativform des definiten Artikels, ebenso problematisch ist, wie die einer sicherlich in ihrer absoluten Gebrauchshäufigkeit niedrigeren Dativ-Plural-Form eines Substantivs.

Nun ist natürlich zu fragen, inwieweit auch die im Verbexperiment beobachteten Leistungsmuster die Relevanz des Faktors Frequenz unterstrei-chen. Wie schon erwähnt, kann dieser Faktor nicht die Ergebnisse für das Verb SEIN erklären, denn die Bevorzugung der Präteritumformen gegenüber den Präsensformen widerspricht den Frequenzverhältnissen. Trotzdem soll der mögliche Einfluß der Wortfrequenz zumindest für die verwendeten Formen von HABEN analysiert werden. In Tabelle 14 finden sich noch einmal die Häufigkeiten der Verwendungen der einzelnen Formen in den verschiedenen Untersuchungsbedingungen ergänzt um die Wortfrequenzen nach dem Mann-heimer Corpus (Institut für Deutsche Sprache, 1965, 1981).

Zielform	Reaktion			
	hat	haben	hatte	hatten
hat	66,7	10,0	20,0	3,3
haben	5,0	60,0	10,0	25,0
hatte	40,0	2,3	51,7	5,0
hatten	8,3	36,7	16,7	38,3
durchschnittlicher gesamter Anteil	30,0	27,2	24,6	17,9
Wortfrequenzen*	3356	2517	1794	500

Tab. 14: Broca-Aphasiker: Prozentanteile der Verwendung der verschiedenen Formen beim Verb HABEN

Die Wirkung der Gebrauchshäufigkeit zeigt sich in den Anteilen der verwen-deten Formen in verschiedener Hinsicht. Zum einen entsprechen die Reihen-folge der Häufigkeit, mit der die verschiedenen Formen insgesamt produziert werden und die Reihenfolge der Häufigkeit, mit der die verschiedenen

---

* vgl. Fußnote S. 176

Verbformen in den einzelnen Bedingungen korrekt produziert werden, genau der Frequenzrangfolge. So weist beispielsweise die Form mit der höchsten Wortfrequenz "hat" mit 66,7% richtigen Antworten in der Bedingung Präsens Singular den höchsten Anteil korrekter Antworten auf. Noch deutlicher auf die Wirksamkeit des Faktors Frequenz weist vielleicht die Tatsache hin, daß sich das Ausmaß der Frequenzunterschiede zwischen den Formen direkt in den Unterschieden in den Anteilen der korrekten Verwendungen widerspiegelt. Sind die Frequenzunterschiede zwischen zwei Formen hoch, so sind auch die Unterschiede in den korrekten Verwendungen hoch. So verfügt beispielsweise die Form "hatten" über die mit Abstand geringste Wortfrequenz und gleichzeitg ist für diese Form der mit Abstand geringste Anteil korrekter Verwendungen zu verzeichnen. Die Formen "hat", "haben" und "hatte" liegen in ihren Wortfrequenzen näher beieinander, was auch für die Anteile korrekter Verwendungen dieser Formen gilt. Tabelle 15 zeigt deutlich, daß die Differenzen zwischen den Wortpaaren in bezug auf die Wortfrequenz und den Anteil richtiger Antworten korrelieren.

verglichene Wortformen	Differenz Frequenz	Differenz korrekt
hat - haben	839	6,7
hat - hatte	1562	15,0
hat - hatten	2856	28,4
haben - hatte	723	8,3
haben - hatten	2017	21,7
hatte - hatten	1294	13,4

Tab. 15: Differenzen in der Wortfrequenz und den Anteilen korrekter Verwendung zwischen den einzelnen Verformen

Ein Blick auf die in den einzelnen Bedingungen falsch verwendeten Formen zeigt jedoch genau wie im Substantivexperiment, daß für die Frage, welche Wortform bei einer Substitution in erster Linie produziert wird, nicht die Wortfrequenz der entscheidende Faktor ist, sondern daß hier die strukturelle Ähnlichkeit zwischen den Formen ausschlaggebend ist. Dies zeigt sich besonders deutlich in den Bedingungen Präteritum Singular und Präteritum Plural.

Hier werden jeweils die Formen, die mit der Zielform in keiner der variierten morphosyntaktischen Kategorisierungen übereinstimmen, am seltensten produziert ("haben" bei Zielform "hatte"; "hat" bei Zielform "hatten"), obwohl sie gegenüber den anderen Formen höhere Wortfrequenzen aufweisen. Die in einer Bedingung als Substitution am häufigsten gebrauchte Form ist jeweils die, die mit der Zielform im Numerus übereinstimmt, auch dann, wenn die im Tempus übereinstimmende Form die höherfrequente ist. Dies wird in den Bedingungen Präsens Singular und Präsens Plural besonders deutlich. Im Präsens Singular sollte die Form "haben" nach ihrer Frequenz den stärksten Konkurrenten zur Zielform "hat" darstellen, als Substitution wird jedoch am häufigsten die im Numerus übereinstimmende Form "hatte" produziert. Im Präsens Plural sollte nach der Wortfrequenz die mit der Zielform im Tempus übereinstimmende Form "hat" die häufigste Substitution darstellen. Den höchsten Anteil an Substitutionen nimmt jedoch die im Numerus übereinstimmende Form "hatten" ein.

Die Ergebnisse beider Experimente zusammengenommen bestätigen die These Stembergers zumindest in seinen Vermutungen über die Relevanz der Gebrauchshäufigkeit für korrekte sprachproduktive Leistungen von Agrammatikern. Die untersuchten Broca-Aphasiker produzierten grammatische Strukturen bzw. Wortformen mit höherer Frequenz häufiger korrekt als solche mit niedrigerer Frequenz. Dies zeigt sich in den relativ guten Leistungen der Agrammatiker im Nominativ gegenüber dem Dativ in der Substantivuntersuchung und in der Korrelation von Wortfrequenz und Anteilen richtiger Verwendungen in der Verbuntersuchung. Für die Art der Substitutionen kommt der Gebrauchshäufigkeit jedoch nicht die entscheidende Rolle zu, die Stemberger ihr zuweist. Sowohl im Substantivexperiment als auch im Verbexperiment werden eher solche Formen als Substitution verwendet, die ein hohes Maß an strukturellen Gemeinsamkeiten mit der Zielform haben. Auch an diesem Punkt zeigen sich erneut die erhaltenen syntaktischen Fähigkeiten der Broca-Aphasiker. Unklar bleibt allerdings die Ursache für die häufige Verwendung der im Tempus falschen Formen. Da die Substitutionen in beide Richtungen gehen, d.h., Präsensformen werden in Präteritumkontexten produziert und umgekehrt, scheint dieser Befund auch nicht mit der geringeren Gebrauchshäufigkeit der Präteritum- gegenüber den Präsensformen begründet werden zu können.

8.1.2. *Variation zwischen spontanen und experimentell gelenkten Äußerungen*

Sowohl im Substantivexperiment als auch im Verbexperiment demonstrierten die Broca-Aphasiker weitaus größere morphosyntaktische Fähigkeiten als dies anhand der spontansprachlichen Leistungen der Patienten zu erwarten gewesen wäre. Es wurde gezeigt, daß die untersuchten Broca-Aphasiker im Experiment viel seltener Artikel ausließen als in der Spontansprache. Zudem bestätigte sich im Experiment die für die Spontansprache als charakteristisch geltende Tendenz zur Verwendung infiniter Verbformen nicht. Diese Beobachtungen stützen eindrucksvoll die Warnung Heeschens (1985), daß die Charakteristika agrammatischer Spontansprache nur mit Vorsicht hinsichtlich der zugrundeliegenden Störung zu interpretieren sind.

Damit stellt sich erneut die Frage, woraus die auffallenden Unterschiede zwischen Spontansprache und experimentell evozierten Äußerungen resultieren. Heeschen (1985) und Kolk (1987) vermuten, daß die agrammatische Spontansprache, insbesondere der Telegrammstil, mithilfe eines speziellen Registers zur Produktion elliptischer Äußerungen produziert wird, das auch normalen Sprechern zur Verfügung steht und bei Agrammatikern nicht gestört ist. Zwar zeigten Tesak und Dittmann (1991), daß agrammatische Spontansprache teilweise andere Charakteristika aufweist als von Normalsprechern formulierte Telegramme, aber in dieser Untersuchung wurden schriftsprachlich formulierte Telegramme der nicht-aphasischen Probanden mit mündlichen Äußerungen aphasischer Sprecher verglichen. Da die Anforderungen bei der Produktion von mündlichen und von schriftlichen Äußerungen sicherlich zum Teil unterschiedlich sind, ist die Vergleichbarkeit der Daten fraglich. Es gibt jedoch andere Hinweise, daß die telegrammartige Sprache aphasischer Sprecher internen Grammatikalitätsbeschränkungen folgt, was darauf hindeutet, daß die agrammatische Spontansprache nicht unbedingt syntaktische Störungen reflektiert. So weist Heeschen (1985) beispielweise darauf hin, daß Agrammatiker beim Gebrauch von Nominalphrasen mit attributivem Adjektiv, in denen der Artikel fehlt, das Adjektiv nach der in diesem Kontext korrekten starken Flexion flektieren (z.B. "schöner Mann Schuhe putzen"). Bierwisch, Klein und Heeschen (1992) fanden, daß Agrammatiker vornehmlich dann infinite Verformen benutzen, wenn ihre Äußerung kein Subjekt enthält. Ist dagegen ein Subjekt vorhanden, werden meist auch finite Verbformen verwendet. Diese einzelnen Beobachtungen weisen darauf hin, daß an der Produktion agrammatischer Spontansprache sehr wohl ein syntaktisches System beteiligt ist. Für eine genauere Beschreibung der Eigenschaften dieses syntaktischen Systems sind aber sicher noch gezieltere Analysen agrammatischer Spontansprache notwendig.

Es wäre also an der Zeit zu fragen, inwieweit die alte Hypothese, wonach die agrammatische Spontansprache aus einer Ökonomisierungsstrategie resultiert (Isserlin, 1922; Lenneberg, 1967; Pick, 1912) nicht doch eine adäquate Erklärung für die Verwendung des Telegrammstils im Agrammatismus darstellt. In ihrer ursprünglichen Version geht diese These davon aus, daß der Telegrammstil aus der Sprech- und Sprachanstrengung resultiert und eine Reduktion der sprachlichen Äußerungen auf das inhaltlich Notwendigste darstellt, das primär von den Inhaltswörtern getragen wird. Dieser Ansatz wurde in erster Linie deshalb verworfen, da sich in rezeptiven Aufgabenstellungen bei Agrammatikern ebenfalls syntaktische Schwierigkeiten zeigten, die auf Parallelitäten in den Besonderheiten in Sprachproduktion und Sprachverständnis hindeuteten und deshalb nach einer gemeinsamen Erklärung zu verlangen schienen.

In der neueren Literatur werden allerdings Berichte über Patienten mit agrammatischer Spontansprache bei unbeeinträchtigten rezeptiven Leistungen immer häufiger (Caramazza & Hillis, 1989; Kolk et al., 1985; Miceli et al., 1983; Nespoulous et al., 1988). Auch diese Befunde machen ein Überdenken der Vermutungen zu den Ursachen agrammatischer Spontansprache erforderlich. Die Annahme liegt tatsächlich nahe, daß die Ausbildung des Agrammatismus mit sprechmotorischen Beeinträchtigungen wie Dysarthrie, Sprechapraxie, der damit verbundenen Sprechanstrengung und der Verlangsamung

181

des Sprachflusses zusammenhängen, da diese Symptome in erster Linie mit der Broca-Aphasie assoziiert sind, für die Wernicke-Aphasie jedoch weniger typisch sind. Gezielte Untersuchungen hierzu stehen jedoch aus.

8.2. Die Ergebnisse der Wernicke-Aphasiker

Für die Wernicke-Aphasiker waren die Erwartungen bezüglich ihres Abschneidens in den beiden Untersuchungen weniger klar als für die Broca-Aphasiker, da verschiedene Erklärungsansätze zum Paragrammatismus verschiedene Vorhersagen über die Leistungen der Wernicke-Aphasiker machen. Unter der Annahme, daß die Flexionsfehler im Agrammatismus und Paragrammatismus Ausdruck desselben zugrundeliegenden Defizits sind, sollten die Wernicke-Aphasiker das gleiche Leistungsmuster zeigen wie die Broca-Aphasiker (Heeschen, 1985), d.h., nach den ursprünglich formulierten Arbeitshypothesen wurden größere Probleme mit der Kasus- als mit der Numerusmarkierung im Substantivexperiment und größere Schwierigkeiten mit der Numerus- gegenüber der Tempusmarkierung im Verbexperiment erwartet. Werden die Fehler der Wernicke-Aphasiker dagegen als Ausdruck eines semantisch bedingten lexikalischen Defizits aufgefaßt (z.B. Friederici, 1982), sollten sich bei den Wernicke-Aphasikern größere Probleme bei der Realisierung von Flexionskategorisierungen mit eigenem semantischen Gehalt zeigen, d.h., größere Schwierigkeiten beim substantivischen Numerus gegen-über dem Kasus und größere Schwierigkeiten bei der verbalen Tempus-gegenüber der Numerusmarkierung.

Die Annahme größerer Schwierigkeiten bei der Realisierung von Fle-xionskategorien mit eigenem semantischen Gehalt wird von den Untersu-chungsergebnissen kaum gestützt. Im Substantivexperiment entsprachen sich die Anteile von im Numerus- und im Kasus falschen Antworten in etwa. Im Verbexperiment war der Anteil von Tempusfehlern numerisch zwar höher als der Anteil von Numerusfehlern, dieser Unterschied erwies sich jedoch stati-stisch als nicht signifikant. Diese Tendenz zu mehr Tempus- gegenüber Nume-rusfehlern kann jedoch nicht im Sinne einer spezifischen Störung der

Wernicke-Aphasiker interpretiert werden, da auch die Broca-Aphasiker dieses Muster zeigten. Im Widerspruch zur Hypothese größerer Schwierigkeiten mit semantisch basierten Flexionsendungen steht zudem der im Verhältnis zu den Tempusfehlern relativ hohe Anteil von Verstößen gegen die Subjekt-Verb-Kongruenz bezüglich des Numerus im Verbexperiment.

Für die Überprüfung der Alternativhypothese gleicher Ursachen für die Probleme in der Produktion flektierter Wortformen bei Broca- und Wernicke-Aphasikern ist ein direkter Vergleich der in den Untersuchungen von Broca- und Wernicke-Aphasikern gezeigten Leistungsmuster relevant, da sich die Ausgangshypothesen auch für die Broca-Aphasiker nicht in vollem Umfang bestätigten. In den richtigen Antworten im Substantivexperiment zeigten sich nur geringfügige Unterschiede zwischen Broca- und Wernicke-Aphasikern. Die Wernicke-Aphasiker gaben wie die Broca-Aphasiker im Dativ weniger richtige Antworten als im Nominativ, wobei der Leistungsabfall bei den Wernicke-Aphasikern jedoch weniger ausgeprägt war. Der Hauptfehlertyp innerhalb der kongruent falschen Antworten bestand bei den Wernicke-Aphasikern ebenfalls in der Verwendung des Akkusativs. Abweichend von den nicht-aphasischen Kontrollprobanden produzierten die Wernicke-Aphasiker im Dativ-Singular eine Reihe von Nominativ-Formen, allerdings seltener als die Broca-Aphasiker. Dies weist darauf hin, daß auch bei den Wernicke-Aphasikern die Dativprobleme nicht allein dialektales Sprachverhalten reflektieren. Ihre Schwierigkeiten mit dieser Form scheinen jedoch insgesamt nicht so beträchtlich zu sein wie bei den Broca-Aphasikern.

Ein wesentlicher Unterschied zwischen Broca- und Wernicke-Aphasikern war dagegen bei der qualitativen Analyse der kongruent falschen Antworten festzustellen. Insgesamt produzierten die Wernicke-Aphasiker vergleichbare Anteile von im Kasus falschen und von im Numerus falschen kongruenten Antworten, während bei den Broca-Aphasikern der Anteil im Kasus falscher Antworten klar überwog. Diese Ausgewogenheit in den beiden Fehlertypen beruht zudem nicht darauf, daß die Wernicke-Aphasiker vergleichsweise wenig Kasusfehler produzieren, sondern geht auf einen gegenüber den anderen Probandengruppen relativ hohen Anteil an Numerus-fehlern zurück. So produzierten die Wernicke-Aphasiker - nicht aber die

Broca-Aphasiker - signifikant mehr Numerusfehler als die Kontrollprobanden. Am deutlichsten zeigt sich dieser Unterschied zwischen Broca- und Wernicke-Aphasikern in den Anteilen von Numerusfehlern in der Dativ-Plural-Bedingung der starken Deklination, wo nur 0,7% der Antworten der Broca-Aphasiker kongruente, im Numerus falsche Antworten waren, gegenüber 11,3% bei den Wernicke-Aphasikern. Daß gerade in der Dativ-Plural-Bedingung von den Wernicke-Aphasikern gehäuft im Numerus falsche Antworten gegeben wurden, deutet darauf hin, daß das Auftreten von Numerusfehlern nicht unabhängig von der zu produzierenden Kasusform ist. Es hat den Anschein, daß die korrekte Realisierung einer Pluralform erst dann größere Probleme bereitet, wenn auch eine seltenere Kasusform produziert werden muß. Dies könnte dahingehend interpretiert werden, daß die Numerus- und Kasusfehler bei den Wernicke-Aphasikern auf einer gemeinsamen Ursache beruhen.

Im Verbexperiment weichen die Ergebnisse der Wernicke-Aphasiker in zwei Punkten von denen der Broca-Aphasiker ab. Die Wernicke-Aphasiker tendieren zur Produktion von Singularformen, was zu weniger richtigen Antworten im Plural gegenüber dem Singular und zu einem vergleichbaren Anteil von Tempus- und Numerusfehlern führt. Zudem zeigt sich bei den Wernicke-Aphasikern nicht die bei den Broca-Aphasikern zu beobachtende Bevorzugung der Präteritumformen beim Verb SEIN. Die Leistungsmuster für beide Verben sind eher parallel.

Verglichen mit den Broca-Aphasikern reflektieren die Leistungen der Wernicke-Aphasikern eventuelle Frequenzeffekte auch nur in geringerem Maß. So sind die Leistungseinbrüche der Wernicke-Aphasiker in den Dativ-Bedingungen nicht so massiv wie bei den Broca-Aphasikern. Auch der bei den Broca-Aphasikern auf die Wortfrequenz zurückgeführte Unterschied zwischen Dativ-Singular und Dativ-Plural in der schwachen und der starken Deklination zeigt sich bei den Wernicke-Aphasikern nicht. Zudem korrelieren die im Verbexperiment beim Verb HABEN verwendeten Formen weniger stark mit der Wortfrequenz als dies für die Broca-Aphasiker festgestellt wurde (vgl. Tabelle 16).

Zielform	Reaktion			
	hat	haben	hatte	hatten
hat	70,8	8,3	18,7	2,1
haben*	27,1	45,8	8,3	16,7
hatte*	33,3	0	60,4	2,1
hatten*	20,8	20,8	25,0	31,2
durchschnittlicher gesamter Anteil	38,0	18,7	28,1	13,0
Wortfrequenzen**	3356	2517	1794	500

Tab. 16: Wernicke-Aphasiker: Prozentanteile der Verwendung der verschiedenen Formen beim Verb HABEN

Wie der Tabelle zu entnehmen ist, entspricht bei den Wernicke-Aphasikern die Rangfolge der verwendeten Formen nicht der Rangfolge der Wortfrequenzen, denn die Form "haben" wird sowohl insgesamt als auch kontextadäquat seltener verwendet als die in ihrer Frequenz niedrigere Form "hatte". Entsprechend findet sich natürlich auch nicht die bei den Broca-Aphasikern zu beobachtende Korrelation im Ausmaß der Differenzen zwischen Wortfrequenz und korrekter Verwendungshäufigkeit der verschiedenen Wortformen (vgl. Tab. 17).

verglichene Wortformen	Differenz Frequenz	Differenz korrekt
hat - haben	839	35,0
hat - hatte	1562	10,4
hat - hatten	2856	39,6
haben - hatte	723	-14,2
haben - hatten	2017	4,6
hatte - hatten	1294	29,4

Tab. 17: Differenzen in der Wortfrequenz und den Anteilen korrekter Verwendung zwischen den einzelnen Verformen

---

* vgl. Fußnote S. 155
** vgl. Fußnote S. 176

Das Charakteristikum in den Leistungen der Wernicke-Aphasiker, das in den Ergebnissen beider Untersuchungen gleichermaßen hervortritt, besteht also darin, daß ihre Flexionsfehler weniger spezifisch sind als die der Broca-Aphasiker, sondern die untersuchten Kategorisierungen in einem etwa vergleichbaren Ausmaß betreffen. Dieses Ergebnis war weder unter der Hypothese semantischer Ursachen für die Flexionsprobleme zu erwarten, noch spricht es für eine gemeinsame Ursache der Flexionsfehler bei Broca- und Wernicke-Aphasie.

Für die vergleichbaren Anteile von Tempus- und Numerusfehlern im Verbexperiment wurde erwogen, daß diese auf rezeptiven Problemen der Wernicke-Aphasiker beruhen, die die Wahl der korrekten Flexionskategorie sowohl für das Tempus als auch für den Numerus in gleicher Weise erschweren. Für den relativ hohen Anteil von Numerusfehlern im Substantivexperiment bieten diese Überlegungen jedoch keine Erklärung, denn die wesentliche Information für die Wahl des Numerus war im Substantivexperiment nonverbal, durch die vorgelegte Zeichnung gegeben. Rezeptive Ursachen als alleinige Erklärung für die breitere Streuung der Flexionsfehler scheiden aus diesem Grund wohl aus.

Der Befund einer gleichmäßigen Verteilung der Fehler über verschiedene flexionsmorphologische Kategorisierungen bei den Wernicke-Aphasikern ist den Untersuchungsergebnissen de Villiers (1978) für Aphasiker mit flüssigem Sprechverlauf vergleichbar. Wie berichtet fand die Autorin in einer Spontansprachanalyse relativ stabile Muster von Auslassungsraten für verschiedene grammatische Morpheme bei Aphasikern mit nicht-flüssigem Sprechverlauf. Bei Aphasikern mit flüssigem Sprechverlauf waren die Leistungsunterschiede zwischen den verschiedenen Morphemen dagegen nicht so ausgeprägt und zwischen den Probanden auch nicht so konsistent wie bei den nicht-flüssig-sprechenden Aphasikern. Dieser Befund könnte darauf hinweisen, daß Patienten, die als Wernicke-Aphasiker klassifiziert wurden, in ihren Störungsbildern heterogener sind als Broca-Aphasiker. Für unsere Untersuchung könnte dies bedeuten, daß die ausgeglichenen Fehlerzahlen für die verschiedenen Flexionskategorisierungen bei den Wernicke-Aphasikern darauf beruhen, daß sich die in dieser Gruppe zusammengefaßten Patienten weniger einheitlich verhalten als die Broca-Aphasiker. Geht man davon aus, daß Charakteristika der Spontansprache, die eine wesentliche Grundlage für die Aphasieklassifikation bilden, kaum Rückschlüsse auf das den aphasischen Störungen zugrundeliegende Defizit zulassen, könnte man annehmen, daß ein Teil der Wernicke-Aphasiker ein den Broca-Aphasikern vergleichbares Leistungsmuster zeigt und ein anderer Teil ein abweichendes Leistungsmuster.

Um diese Möglichkeit zu überprüfen, wurde analysiert, inwieweit bei den untersuchten Wernicke-Aphasikern in bezug auf die Anteile der verschiedenen Flexionsfehler weniger einheitliche Muster zu beobachten sind als bei den untersuchten Broca-Aphasikern. Im Substantivexperiment kamen in der Gruppe der Wernicke-Aphasiker bei 6 der 11 Probanden mehr Kasus- als Numerusfehler vor, wobei diese 6 Probanden im Schnitt 2,8 Kasusfehler mehr als Numerusfehler produzierten. Die übrigen 5 Probanden begingen mehr Numerus- als Kasusfehler mit einer durchschnittlichen Differenz von 3 Fehlern. Im Verbexperiment produzierten 6 der 8 Wernicke-Aphasiker mehr Tempus- als Numerusfehler, wobei für die Probanden, die mehr Tempusfehler produzierten, die durchschnittliche Differenz zwischen Tempus- und Numerusfehlern 5,5 betrug.

Bei den Broca-Aphasikern fand sich dagegen im Substantivexperiment lediglich 1 Proband, der entgegengesetzt zum gruppentypischen Muster mehr Numerus- als Kasusfehler produzierte. Bei den übrigen Probanden überwogen die Kasusfehler gegenüber den Numerusfehlern um durchschnittlich 9,9 Fehler. Im Verbexperiment produzierten alle Broca-Aphasiker einheitlich mehr Tempus- als Numerusfehler mit einer durchschnittlichen Differenz von 9,5 Fehlern.

In den Ergebnissen dieser Analyse zeigt sich zwar, daß die Broca-Aphasiker eine homogeneres Leistungsmuster aufweisen, es deutet jedoch wenig darauf hin, daß die Gruppe der Wernicke-Aphasiker aus in ihren Leistungsmustern differierenden Untergruppen besteht, von denen eine sich den Broca-Aphasikern ähnlicher verhält als die andere. Zwar gibt es einige Patienten, die in ihrem Fehlermuster dem der Broca-Aphasiker entsprechen, aber auch bei diesen Patienten ist die Differenz zwischen den verschiedenen Fehlertypen im Schnitt kleiner als bei den Broca-Aphasikern. Die Annahme, daß die Ausgeglichenheit zwischen den verschiedenen Fehlertypen ein charakteristisches Merkmal der Wernicke-Aphasie ist, ist nach diesem Muster gerechtfertigt.

Die gefundenen Unterschiede zwischen Broca- und Wernicke-Aphasikern und die Tatsache, daß das für die Wernicke-Aphasiker beobachtete Leistungsmuster nicht durch eine größere Heterogenität der Gruppenzusammensetzung bestimmt ist, sondern Tendenzen der gesamten Probandengruppe reflektiert, machen eine eigene Erklärung der Flexionsfehler der Wernicke-Aphasiker erforderlich. So könnte man im Sinne des Vorschlags von Jakobson (1964), nach der die Wernicke-Aphasie Ausdruck einer Similaritätsstörung ist, vermuten, daß den Wernicke-Aphasikern die Selektion zwischen den Flexionsformen eines Paradigmas grundsätzlich, unabhängig von den zu realisierenden Flexionskategorien Schwierigkeiten bereitet. Die vorliegenden Daten sind aber auch mit der von Butterworth und Mitarbeitern (Butterworth & Howard, 1987; Butterworth et al., 1990) vorgeschlagenen Störung der Kontrollmechanismen der Sprachproduktion vereinbar. Danach wäre anzunehmen, daß bei Wernicke-Aphasikern Flexionsfehler aller Art den Kontrollmechanismus eher passieren als bei nicht-aphasischen Sprechern. Eine Entscheidung zwischen den verschiedenen Erklärungsansätzen ist aber aufgrund der gleichen Vorhersagen, die die Ansätze bezüglich der zu erwartenden Fehlermuster machen, anhand der vorliegenden Daten nicht möglich, sondern setzt gezielte Untersuchungen voraus.

Der Befund weniger spezifischer Beeinträchtigungsmuster bei Wernicke-Aphasikern findet sich auch in verschiedenen Untersuchungen, in denen Fähigkeiten zur Ausnutzung von syntaktischer und semantisch-lexikalischer Information für die Satzinterpretation bei Broca- und Wernicke-Aphasikern verglichen wurden (Heeschen, 1980; Heilman & Scholes, 1976; Kolk & Friederici, 1985). In allen diesen Untersuchungen waren für die Broca-Aphasiker sehr spezifische Ausfälle bei der Nutzung syntaktischer Information typisch, während sie semantisch-lexikalische Information verstärkt zur Lösung der Aufgaben heranzogen. Bei den Wernicke-Aphasikern zeigten sich stärkere Beeinträchtigungen sowohl in bezug auf die Ausnutzung syntaktischer als auch in bezug auf die Ausnutzung semantisch-lexikalischer Information. Insgesamt scheinen also die den produktiven ebenso wie die den rezeptiven Schwierigkeiten zugrundeliegenden Beeinträchtigungen der Wernicke-Aphasiker weniger selektiv zu sein als bei den Broca-Aphasikern. Dies ist sicherlich einer der Gründe für das eher geringe Interesse der gegenwärtigen psycholinguistischen Forschung am Störungsbild der Wernicke-Aphasie.

In den strukturellen Merkmalen der Vollständigkeit und der Kongruenz unterschieden sich die Äußerungen der Broca- und Wernicke-Aphasiker zumindest im Substantivexperiment entgegen den Erwartungen nicht. Dieser Befund unterstreicht, daß Auslassungen gegenüber falschen Verwendungen von Funktionswörtern und Flexionsendungen über die Spontansprache hinaus kein differenzierendes Merkmal zwischen Agrammatismus und Paragrammatismus darstellen. Wie die Ergebnisse der detaillierten Fehleranalyse erkennen lassen, berechtigt diese Gemeinsamkeit allein jedoch nicht zu der Annahme, Agrammatismus und Paragrammatismus resultierten aus dem gleichen zugrundeliegenden Defizit. Die Diskrepanz zwischen den Leistungen, die man von den Patienten anhand ihrer Spontansprache erwartet hätte und den in der Untersuchung tatsächlich gezeigten Fähigkeiten, macht die Notwendigkeit deutlich, auch im Bereich der Sprachproduktion die sprachlichen Leistungen verschiedener Aphasieformen gezielt anhand experimenteller Herangehensweisen zu überprüfen und zu vergleichen. Nur auf diesem Wege wird sich die Bandbreite der möglichen Erklärungsansätze zum Agrammatismus und zum Paragrammatismus einschränken lassen.

Literatur

Ahlsén, E. & Dravins, C. (1990) Agrammatism in Swedish: Two case studies. In: Menn, L. & Obler, L. K. (eds.) *Agrammatic aphasia: A cross-language narrative sourcebook*. Vol. 1. Amsterdam: Benjamins.

Albert, M. L. & Sandson, J. (1986) Perseveration in aphasia. *Cortex* 22, 102-115.

Anderson, S. (1985) Inflectional morphology. In: Shopen, T. (ed.) *Language typology and syntactic description. Vol. III: Grammatical categories and the lexicon*. Cambridge: University Press.

Auer, P. & Uhmann, S. (1988) Silben- und akzentzählende Sprachen. *Zeitschrift für Sprachwissenschaft* 7, 214-259.

Badecker, W. & Caramazza, A. (1985) On considerations of method and theory governing the use of clinical categories in neurolinguistics and cognitive neuropsychology: The case against agrammatism. *Cognition* 20, 97-125.

Baker, E., Blumstein, S. E. & Goodglass, H. (1981) Interaction between phonological and semantic factors in auditory comprehension. *Neuropsychologia* 19, 1-15.

Bates, E., Hamby, S., & Zurif, E. B. (1983) The effects of focal brain damage on pragmatic expression. *Canadian Journal of Psychology* 37, 59-84.

Bates, E., Friederici, A., & Wulfeck, B. (1987a) Grammatical morphology in aphasia: Evidence from three languages. *Cortex* 23, 545-574.

Bates, E., Friederici, A., & Wulfeck, B. (1987b) Comprehension in aphasia: A cross-linguistic study. *Brain and Language* 32, 19-67.

Bates, E. & Wulfeck, B. (1989) Crosslinguistic studies of aphasia. In: MacWhinney, B. & Bates, E. (eds.) *The crosslinguistic study of sentence processing*. Cambridge: University Press.

Baum, S. R. (1989) On-line sensitivity to local and long-distance syntactic dependencies in Broca's aphasia. *Brain and Language* 37, 327-338.

Bayer, J., de Bleser, R. & Dronsek, C. (1987) Form und Funktion von Kasus bei Agrammatismus. *Linguistische Berichte, Sonderheft 1: Grammatik und Kognition*.

Benson, D. F. (1967) Fluency in aphasia: Correlation with radioactive scan localization. *Cortex* 3, 373-394.

Bergenholtz, H. & Mugdan, J. (1979) *Einführung in die Morphologie*. Stuttgart: Kohlhammer.

Berndt, R. S. & Caramazza, A. (1980) A redefinition of the syndrome of Broca's aphasia: Implications for a neuropsychological model of language. *Applied Psycholinguistics* 1, 225-278.

Bierwisch, M., Klein, W. & Heeschen, C. (1992) Was universale Grammatik und Agrammatismus übereinander (nicht) erklären. *Vortrag auf der 14. Jahrestagung der DGfS*, Bremen.

Blanken, G., Dittmann, J., Haas, J.-C. & Wallesch, C.-W. (1987) Spontaneous speech in senile dementia and aphasia: Implications for a neurolinguistic model of language production. *Cognition* 27, 247-274.

Blumstein, S. E. (1973) *A phonological investigation of aphasic speech.* The Hague: Mouton.

Blumstein, S. E., Goodglass, H., Statlender, S. & Biber, C. (1983) Comprehension strategies determining reference in aphasia: A study of reflexivization. *Brain and Language* 18, 115-127.

Blumstein, S. E., Milberg, W. P., Dworetzky, B., Rosen, A. & Gershberg, F. (1991) Syntactic priming effects in aphasia: An investigation of local syntactic dependencies. *Brain and Language* 40, 393-421.

Bradley, D. C., Garrett, M. F. & Zurif, E. B. (1980) Syntactic deficits in Broca's aphasia. In: Caplan, D. (ed.) *Biological studies of mental processes.* Cambridge (Mass.): MIT-Press.

Butterworth, B. (1980a) Some constraints on models of language production. In: Butterworth, B. (ed.) *Language production, Vol.1: Speech and talk.* London: Academic Press.

Butterworth, B. (1980b) Evidence from pauses in speech. In: Butterworth, B. (ed.) *Language production, Vol. 1: Speech and talk.* London: Academic Press.

Butterworth, B., Howard, D. & McLoughlin, P. (1984) The semantic deficit in aphasia: The relationship between semantic errors in auditory comprehension and picture naming. *Neuropsychologia* 22, 409-426.

Butterworth, B. & Howard, D. (1987) Paragrammatisms. *Cognition* 26, 1-37.

Butterworth, B., Panzeri, M., Semenza, C. & Ferreri, T. (1990) Paragrammatisms: A longitudinal study of an Italian patient. *Language and Cognitive Processes* 5, 115-140.

Bybee, J. L. (1985) *Morphology: A study of the relation between meaning and form.* Amsterdam: Benjamins.

Caplan, D. (1987) *Neurolinguistics and linguistic aphasiology.* Cambridge: University Press.

Caplan, D., Baker, C. & Dehaut, F. (1985) Syntactic determinants of sentence comprehension in aphasia. *Cognition* 21, 117-175.

Caplan, D. & Futter, C. (1986) Assignment of thematic roles to nouns in sentence comprehension by an agrammatic patient. *Brain and Language* 27, 117-134.

Caramazza, A. (1984) The logic of neuropsychological research and the problem of patient classification in aphasia. *Brain and Language* 21, 9-20.

191

Caramazza, A. & Zurif, E. B. (1976) Dissociation of algorithmic and heuristic processes in language comprehension: Evidence from aphasia. *Brain and Language* 3, 572-582.

Caramazza, A., Berndt, R. S., Basili, A. G. & Koller, J. J. (1981) Syntactic processing deficits in aphasia. *Cortex* 17, 33-348.

Caramazza, A. & Berndt, R. S. (1985) A multicomponent view of agrammatic Broca's aphasia. In: Kean, M. L. (ed.) *Agrammatism*. Orlando: Academic Press.

Caramazza, A. & Hillis , A. E. (1989) The disruption of sentence production: Some dissociations. *Brain and Language* 36, 625-650.

Chomsky, N. (1981) *Lectures on government and binding*. Dordrecht: Foris.

Chomsky, N. & Halle, M. (1968) *The sound pattern of English*. New York: Harper & Row.

Clahsen, H. (1988) *Normale und gestörte Kindersprache*. Amsterdam: Benjamins.

Cole, R. A. & Jakimik, J. (1979) A model of speech perception. In: Cole, R. (ed.) *Perception and production of fluent speech*. Hillsdale: Erlbaum.

Comrie, B. (1981) *Language universals and linguistic typology. Syntax and morphology*. Oxford: Blackwell.

Cutler, A. & Foss, D. J. (1977) On the role of sentence stress in sentence processing. *Language and Speech* 20, 1-10.

De Bleser, R. (1987) From agrammatism to paragrammatism: German aphasiological traditions and grammatical disturbances. *Cognitive Neuropsychology* 4, 187-250.

De Bleser, R. & Bayer, J. (1986) German word formation and aphasia. *The Linguistic Review* 5, 1-40.

De Bleser, R. & Bayer, J. (1988) On the role of inflectional morphology in agrammatism. In: Hammond, M. & Noonan, N. (eds.) *Theoretical morphology*. San Diego: Academic Press.

De Villiers, J. G. (1978) Fourteen grammatical morphemes in acquisition and aphasia. In: Caramazza, A. & Zurif, E. B. (eds.) *Language acquisition and language breakdown*. Baltimore: The John Hopkins Univ. Press.

Duden. Grammatik der deutschen Gegenwartssprache (1984). 4. Auflage. Mannheim: Bibliographisches Institut.

Duffy, J. R. & Watkins, L. B. (1984) The effect of response choice relatedness on pantomine and verbal recognition ability in aphasic patients. *Brain and Language* 21, 291-306.

Eisenberg, P. (1989) *Grundriss der deutschen Grammatik*. 2. Auflage. Stuttgart: Metzlersche Verlagsbuchhandlung.

Eisenberg, P. (1991) Syllabische Struktur und Wortakzent: Prinzipien der Prosodik deutscher Wörter. *Zeitschrift für Sprachwissenschaft* 10, 37-64.

Ellis, A. W., Miller, D. & Sin, G. (1983) Wernicke's aphasia and normal language processing: A case study in cognitive neuropsychology. *Cognition* 15, 111-144.

Feyereisen, P. (1984) How do aphasic patients differ in sentence production? *Linguistics* 22, 687-710.

Feyereisen, P., van der Borght, F. & Seron, X. (1988) The operativity effect in naming: A re-analysis. *Neuropsychologia* 26, 401-415.

Fillmore, C. (1968) The case for case. In: Bach, E. & Harms, R. (eds.) *Universals in linguistic theory*. New York: Holt, Rinehart and Winston.

Francis, W. N. & Kucera, H. (1982) *Frequency analysis of English usage: Lexicon and grammar*. Boston: Houghton Mifflin.

Friederici, A. D. (1982) Syntactic and semantic processes in aphasic deficits: The availability of prepositions. *Brain and Language* 15, 249-258.

Friederici, A. D. (1983) Aphasic's perception of words in sentential context: Some real-time processing evidence. *Neuropsychologia* 21, 351-358.

Friederici, A. D. (1985) Levels of processing and vocabulary types: Evidence from on-line comprehension in normals and agrammatics. *Cognition* 19, 133-166.

Friederici, A. D. (1988) Autonomy and automaticity: Accessing function words during sentence comprehension. In: Denes, G., Semenzza, C. & Bisiachi, P. (eds.) *Perspectives on Cognitive Neuropsychology*. Hillsdale: Erlbaum.

Friederici, A. D. & Graetz, P. A. M. (1987) Processing passive sentences in aphasia: Deficits and strategies. *Brain and Language* 30, 93-105.

Friederici, A. D. & Kilborn, K. (1989) Temporal constraints on language processing: Syntactic priming in Broca's aphasia. *Journal of Cognitive Neuroscience* 3, 262-272.

Friederici, A. D., Wessels, J. M. I., Emmorey, K. & Bellugi, U. (1992) Sensitivity to inflectional morphology in aphasia: A real-time processing perspective. *Brain and Language* 43, 747-763.

Fromkin, V. A. (1971) The non-anomalous nature of anomalous utterances. *Language* 47, 27-52.

Gainotti, G., Caltagirone, C., & Ibba, A. (1975) Semantic and phonemic aspects of auditory language comprehension in aphasia. *Linguistics* 154/155, 15-29.

Gallaher, A. J. & Canter, D. J. (1982) Reading and Listening comprehension in Broca's aphasia: Lexical versus syntactical errors. *Brain and Language* 17, 183-192.

Garrett, M. F. (1975) The analysis of sentence production. In: Bower, G. (ed.) *The psychology of learning and motivation*. Vol. 9. New York: Academic Press.

Garrett, M. F. (1980) Levels of processing in sentence production. In: Butterworth, B. (ed.) *Language production. Vol. 1: Speech and talk*. London: Academic Press.

Garrett, M. F. (1988) Processes in language production. In: Newmeyer F. J. (ed.) *Linguistics: The Cambridge survey. Vol. 3: Language: Psychological and biological aspects*. Cambridge: University Press.

Gleason, J. B., Goodglass, H., Green, E., Ackerman, N. & Hyde, M. R. (1975) The retrieval of syntax in Broca's aphasia. *Brain and Language* 2, 451-471.

Gleason, J. B., Goodglass, H., Obler, L. K., Green, H., Hyde, M. R., & Weintraub, S. (1980) Narrative strategies of aphasic and normal speaking subjects. *Journal of Speech and Hearing Research* 23, 370-382.

Goldman-Eisler, F. (1968) *Psycholinguistics: Experiments in spontaneous speech*. New York: Academic Press.

Goodglass, H. (1968) Studies on the grammar of aphasics. In: Whitaker, H. & Whitaker, H. A. (eds.) *Studies in Neurolinguistics*. Vol. 1. New York: Academic Press.

Goodglass, H. & Hunt, J. (1958) Grammatical complexity and aphasic speech. *Word* 14, 197-207.

Goodglass, H. & Mayer, J. (1958) Agrammatism in aphasia. *Journal of Speech and Hearing Disorders* 23, 99-111.

Goodglass, H. & Berko, J. (1960) Agrammatism and inflectional morphology in English. *Journal of Speech and Hearing Research* 13, 595-606.

Goodglass, H., Fodor, I. G. & Schulhoff, C. (1967) Prosodic factors in grammar - evidence from aphasia. *Cortex* 10, 5-20.

Goodglasss, H., Gleason, J. B., Bernholtz, N. A. & Hyde, M. R. (1972) Some linguistic structures in the speech of a Broca's aphasic. *Cortex* 8, 191-212.

Goodglass, H. & Kaplan, E. (1972) *The assessment of aphasia and related disorders*. Philadelphia: Lea and Febiger.

Goodglass, H. & Baker, E. (1976) Semantic field, naming and auditory comprehension in aphasia. *Brain and Language* 3, 359-374.

Goodglass, H. & Geschwind, N. (1976) Language Disorders. In: Carterette, E. & Friedman, M. (eds.) *Handbook of Perception*. Vol. VII. New York: Academic Press.

Gordon, B. & Caramazza, A. (1982) Lexical decision for open- and closed-class words: Failure to replicate differential frequency sensitivity. *Brain and Language* 15, 143-160.

Gordon, B. & Caramazza, A. (1983) Closed- and open-class lexical access in agrammatic and fluent aphasics. *Brain and Language* 19, 335-345.

Gordon, B. & Caramazza, A. (1985) Lexical access and frequency sensitivity: Frequency saturation and open/closed class equivalence. *Cognition* 21, 95-115.

Graetz, P. A. M., Friederici, A. D. & Schriefers, H. J. (1989) Das Erkennen flektierter Wörter bei Aphasie. In: Günther, H. (Hrsg.) *Experimentelle Studien zur deutschen Flexionsmorphologie*. Hamburg: Buske.

Greenberg, J. H. (1960) A quantitative approach to the morphological typology of language. *International Journal of American Linguistics* 26, 178-194.

Grodzinsky, Y. (1984) The syntactic characterization of agrammatism. *Cognition* 16, 99-120.

Grodzinsky, Y. (1986a) Language deficits and the theory of syntax. *Brain and Language* 27, 135-159.

Grodzinsky, Y. (1986b) Cognitive deficits, their proper description, and its theoretical relevance. *Brain and Language* 27, 178-191.

Grodzinsky, Y. (1990) *Theoretical perspectives on language deficits.* Cambridge (Mass.): MIT-Press.

Grosjean, F. & Gee, J .P. (1987) Prosodic structure and spoken word recognition. *Cognition* 25, 135-155.

Grossman, M. & Haberman, S. (1982) Aphasics' selective deficits in appreciating grammatical agreements. *Brain and Language* 16, 109-120.

Haarmann, H. J. & Kolk, H. H. J. (1991) Syntactic priming in Broca´s aphasics: Evidence for slow activation. *Aphasiology* 5, 247-263.

Haarmann, H. J. & Kolk, H. H. J. (1994) On-line sensitivity to subject-verb agreement violations in Broca´s aphasics: The role of syntactic complexity and time. *Brain and Language* 45, 493-516.

Haber, R. N. & Schindler, R. M. (1981) Errors in proofreading: Evidence of syntactic control of letter processing. *Journal of Experimental Psychology: Human Perception and Performance* 7, 573-579.

Hagoort, P. (1990) *Tracking the time course of language understanding in aphasia.* Dissertation. Nijmegen.

Hand, C. R., Tonkovich, J. D. & Aitchison, J. (1979) Some idiosyncratic strategies utilized by a chronic Broca's aphasic. *Linguistics* 17, 729-759.

Harasymiw, S. J., Halper, A. & Sutherland, B. (1981) Sex, age, and aphasia type. *Brain and Language* 12, 190-198.

Heeschen, C. (1980) Strategies of decoding actor-object relations by aphasic patients. *Cortex* 16, 5-19.

Heeschen, C. (1985) Agrammatism versus Paragrammatism: A fictitious opposition. In: Kean, M. L. (ed.) *Agrammatism.* Orlando: Academic Press.

Heilman, K. A. & Scholes, R. J. (1976) The nature of comprehension errors in Broca's, conduction and Wernicke's aphasics. *Cortex* 12, 258-265.

Helbig, G. (1973) *Die Funktionen der substantivischen Kasus in der deutschen Gegenwartssprache.* Halle: Niemeyer.

Heidolph, K. E., Flämig, W. & Motsch, W. (1981) *Grundzüge einer deutschen Grammatik.* Berlin: Akademie Verlag.

Hillert, D. (1990) *Sprachprozesse und Wissensstrukturen.* Opladen: Westdeutscher Verlag.

Howes, D. (1979) The naming act and its disruption in aphasia. In: Aaronson, D. & Rieber, R. W. (eds.) *Psycholinguistic Research: Implications and applications*. Hillsdale: Erlbaum.

Huber, W., Stachowiak, F.-J., Poeck, K. & Kerschensteiner, M. (1975) Die Wernicke-Aphasie. *Journal of Neurology* 210, 77-97.

Huber, W., Poeck, K. & Weniger, D. (1982) Aphasie. In: Poeck, K. (Hrsg.) *Klinische Neuropsychologie*. Stuttgart: Thieme.

Huber, W., Poeck, K., Weniger, D. & Willmes, K. (1983) *Der Aachener Aphasie Test*. Göttingen: Hogrefe.

Institut für Deutsche Sprache (1965/1981) *Mannheimer Textcorpus I & II*. Mannheim.

Isserlin, M. (1922) Über Agrammatismus. *Zeitschrift für die gesamte Neurologie und Psychiatrie* 75, 332-410.

Jakobson, R. (1964) Towards a linguistic typology of aphasic impairments. In: de Reuck, A. & O'Connor, M. (eds.) *Disorders of Language*. London: Churchill.

Kean, M.-L. (1977) The linguistic interpretation of aphasic syndromes: Agrammatism in Broca's aphasia, an example. *Cognition* 5, 9-46.

Kean, M.-L. (1979) Agrammatism: A phonological deficit? *Cognition* 7, 69-83.

Kean, M.-L. (1980) Grammatical representations and the description of language processing. In: Caplan, D. (ed.) *Biological studies of mental processes*. Cambridge: MIT-Press.

Kehaya, E., Caplan, D. & Piggott, G. L. (1984) On the repetition of affixes by agrammatic aphasics. *McGill Working Papers in Linguistics* 1.2, 147-156.

Kelter, S. (1990) *Aphasien*. Stuttgart: Kohlhammer.

Kelter, S., Höhle, B. & Merdian, G. (1989) Bahnung und Interferenz bei der Bildbenennung von Aphasikern. *Neurolinguistik* 3, 35-55.

Kempen, G. & Huijbers, P. (1983) The lexicalization process in sentence production and naming: Indirect election of words. *Cognition* 14, 185-209.

Kempen, G. & Hoenkamp, E. (1987) An incremental procedural grammar for sentence formulation. *Cognitive Science* 11, 201-258.

Kerschensteiner, M., Poeck, K. & Brunner, E. (1972) The fluency - non fluency dimension in the classification of aphasic speech. *Cortex* 8, 233-247.

Kerschensteiner, M., Poeck, K., Huber, W., Stachowiak, F.-J. & Weniger, D. (1978) Die Broca-Aphasie. *Journal of Neurology* 217, 223-242.

Kiparsky, P. (1982) From cyclic phonology to lexical phonology. In: v.d. Hulst, H. & Smith, N. (eds.) *The structure of phonological representations*. Part 1. Dordrecht: Foris.

Kleist, K. (1914) Aphasie und Geisteskrankheit. *Münchener Medizinische Wochenschrift* 61, 8-12.

Kleist, K. (1916) Über Leitungsaphasie und grammatische Störungen. *Monatsschrift für Psychiatrie und Neurologie* 40, 118-199.

Köpcke, K.-M. (1987) Die Beherrschung der deutschen Pluralmorphologie durch muttersprachliche Sprecher und L2-Lerner mit englischer Muttersprache: Ein Vergleich. *Linguistische Berichte* 107, 23-41.

Köpcke, K.-M. (1988) Schemas in German plural formation. *Lingua* 74, 303-335.

Köpcke, K.-M. (1993) *Schemata bei der Pluralbildung im Deutschen.* Tübingen: Narr.

Kohler, K.J. (1977) *Einführung in die Phonetik des Deutschen.* Berlin: E. Schmidt.

Kolk, H. H. J. (1987) A theory of grammatical impairment in aphasia. In: Kempen, G. (ed.) *Natural language generation.* Dordrecht: Martinus Nijhoft Publishers.

Kolk, H. H. J. & van Grunsven, M. J. F. (1985) Agrammatism as a variable phenomenon. *Cognitive Neuropsychology* 2, 347-384.

Kolk, H. H. J. & Blomert; L. (1985) On the Bradley hypothesis concerning agrammatism: The nonword-interference effect. *Brain and Language* 26, 94-105.

Kolk, H. H. J. & Friederici, A. D. (1985) Strategy and impairment in sentence understanding by Broca's and Wernicke's aphasics. *Cortex* 21, 47-67.

Kolk, H. H. J., van Grunsven, M. J. F. & Keyser, A. (1985) On parallelism between production and comprehension in agrammatism. In: Kean, M. L. (ed.) *Agrammatism.* Orlando: Academic Press.

Kolk, H. H. J., Heling, G. & Keyser, A. (1990) Agrammatism in Dutch: two case studies. In: Menn, L. & Obler, L. K. (eds.) *Agrammatic aphasia: A cross-language narrative sourcebook.* Vol. 1. Amsteram: Benjamins.

Krifka, M. (1989) *Nominalreferenz und Zeitkonstitution. Zur Semantik von Massentermen, Pluraltermen und Aspektklassen.* München: Fink.

Lapointe, S. G. (1983) Some issues in the linguistic description of agrammatism. *Cognition* 14, 1-39.

Lapointe, S. G. (1985) A theory of verb form use in the speech of agrammatic aphasics. *Brain and Language* 24, 100-155.

Leischner, A. (1987) *Aphasien und Sprachentwicklungsstörungen.* 2. Auflage. Stuttgart: Thieme.

Lenneberg, E. H. (1967) *Biological foundations of language.* New York: Wiley & Sons.

Leuninger, H. (1989) *Neurolinguistik.* Opladen: Westdeutscher Verlag.

Levelt, W. J. M. (1983) Monitoring and self-repair in speech. *Cognition* 14, 41-104.

Levelt, W. J. M. (1989) *Speaking: From intention to articulation.* Cambridge (Mass.): MIT-Press.

Lichtheim, L. (1885) Über Aphasie. *Deutsches Archiv für klinische Medizin* 36, 204-268.

Linebarger, M. C., Schwartz, M. F. & Saffran, E. M. (1983) Sensitivity to grammatical structure in so-called agrammatic aphasics. *Cognition* 13, 361-392.

Lukatela, S., Crain, S. & Shankweiler, D. (1988) Sensitivity to inflectional morphology in agrammatism: Investigation of a highly inflected language. *Brain and Language* 33, 1-15.

MacWhinney, B., Bates, E. & Kliegel, R. (1984) Cue validity and sentence interpretation in English, German, and Italian. *Journal of Verbal Learning and Verbal Behavior* 23, 127-150.

MacWhinney, B., Osmán-Sági, J. & Slobin, D. I. (1991) Sentence comprehension in aphasia in two clear case-marking languages. *Brain and Language* 41, 234-249.

Magnúsdóttir, S. & Thráinsson, H. (1990) Agrammatism in Icelandic: two case studies. In: Menn, L. & Obler, L. K. (eds.) *Agrammatic aphasia: a cross-language narrative sourcebook*. Vol. 1. Amsterdam: Benjamins.

Marin, O. S. M., Saffran, E. M. & Schwartz, M. F. (1976) Dissociations of language in aphasia: Implications for normal function. *Annals of the New York Academy of Sciences* 280, 868-884.

Martin, R. C. & Blossom-Stach, C. (1986) Evidence of syntactic deficits in a fluent aphasic. *Brain and Language* 28, 196-234.

Mater, E. (1968) *Deutsche Verben. Heft 5: Flexionsklassen*. Leipzig: Bibliographisches Institut.

Mater, E. (1971) *Deutsche Verben. Heft 6: Rektionsarten*. Leipzig: Bibliographisches Institut.

Matthei, E. H. & Kean, M.-L. (1989) Postaccess processes in the open vs. closed class distinction. *Brain and Language* 36, 163-180.

Matthews, P. H. (1974) *Morphology. An introduction to the theory of word-structure*. Cambridge: University Press.

Menn, L. (1990) Agrammatism in English: two case studies. In: Menn, L. & Obler, L. K. (eds.) *Agrammatic aphasia: a cross-language narrative sourcebook*. Vol. 1. Amsterdam: Benjamins.

Menn, L. & Obler, L.K. (1990) (eds.) *Agrammatic aphasia: A cross-language narrative sourcebook*. Vol. 1 - 3. Amsterdam: Benjamins.

Miceli, G., Mazzuchi, A., Menn, L. & Goodglass, H. (1983) Contrasting cases of Italian agrammatic aphasia without comprehension disorder. *Brain and Language* 19, 65-97.

Miceli, G., Silveri, M. C., Villa, G. & Caramazza, A. (1984) On the basis for the agrammatic's difficulty in producing main verbs. *Cortex* 20, 207-220.

Miceli, G. & Caramazza, A. (1988) Dissociation of inflectional and derivational morphology. *Brain and Language* 35, 24-65.

Miceli, G., Silveri, M. C., Romani, C. & Caramazza, A. (1989) Variation in the pattern of omissions and substitutions in the spontaneous speech of so-called agrammatic patients. *Brain and Language* 36, 447-492.

Miceli, G. & Mazzucchi, A. (1990) Agrammatism in Italian: two case studies. In: Menn, L. & Obler, L. K. (eds.) *Agrammatic aphasia: a cross-language narrative sourcebook*. Vol. 1. Amsterdam: Benjamins.

Mills, A. (1985) The acquisition of German. In: Slobin, D. I. (ed.) *The crosslinguistic study of language acquisition. Vol. 1: The data*. Hillsdale: Erlbaum.

Mugdan, J. (1977) *Flexionsmorphologie und Psycholinguistik*. Tübingen: Narr.

Myerson, R. & Goodglass, H. (1972) Transformational grammars of three agrammatic patients. *Language and Speech* 15, 40-50.

Naeser, M. A., Mazurski, P., Goodglass, H., Peraino, M., Laughlin, S. & Leaper, W. C. (1987) Auditory syntactic comprehension in nine aphasia groups (with CT scans) and children: Differences in degree but not order of difficulty observed. *Cortex* 23, 359-380.

Nespoulous, J. L., Dordain, M., Perron, C., Ska, B., Bub, D., Caplan, D., Mehler, J. & Lecours, A. R. (1988) Agrammatism in sentence production without comprehension deficits: Reduced availability of syntactic structures and/or grammatical morphemes? *Brain and Language* 33, 273-295.

Nespoulous, J. L., Dordain, M., Perron, C., Jarema, G. & Chazal, M. (1990) Agrammatism in French: Two case sudies. In: Menn, L. & Obler, L. K. (eds.) *Agrammatic aphasia: a cross-language narrative sourcebook*. Vol. 1. Amsterdam: Benjamins.

Newcombe, F. B., Oldfield, R. C. & Wingfield, A. (1965) Object-naming by dysphasic patients. *Nature* 207, 1217-1218.

Parisi, D. & Pizzamiglio, L. (1970) Syntactic comprehension in aphasia. *Cortex* 6, 204-215.

Pick, A. (1913) *Die agrammatischen Sprachstörungen*. Berlin: Springer.

Pierce, R. S. (1981) Facilitating the comprehension of tense related sentences in aphasia. *Journal of Speech and Hearing Disorders* 46, 364-368.

Plank, F. (1981) *Morphologische (Ir-)Regularitäten*. Tübingen: Narr.

Poeck, K., Kerschensteiner, M., Stachowiak, F.-J. & Huber, W. (1974) Die amnestische Aphasie. *Journal of Neurology* 207, 1-17.

Reichenbach, H. (1966) *Elements of symbolic logic*. New York: Free Press.

Reis, M. (1982) Zum Subjektbegriff im Deutschen. In: Abraham, W. (Hrsg.) *Satzglieder im Deutschen. Vorschläge zur syntaktischen, semantischen und pragmatischen Fundierung*. Tübingen: Narr.

Rochford, G. & Williams, M. (1965) Studies in the development and breakdown of the use of names. IV. The effect of word frequency. *Journal of Neurology, Neurosurgery and Psychiatry* 28, 407-413.

Rosenberg, B., Zurif, E., Brownell, H., Garrett, M. L. & Bradley, D. (1985) Grammatical class effects in relation to normal and aphasic sentence processing. *Brain and Language* 26, 287-303.

Rosenberg, P. (1986) *Der Berliner Dialekt - und seine Folgen für die Schüler*. Tübingen: Niemeyer.

Saffran, E. M., Schwartz, M. F. & Marin, O. S. M. (1980a) Evidence from aphasia: Isolating the components of a production model. In: Butterworth, B. (ed.) *Language Production. Vol. 1: Speech and Talk*. New York: Academic Press.

Saffran, E. M., Schwartz, M. F. & Marin, O. S. M. (1980b). The word order problem in agrammatism. II. Production. *Brain and Language* 10, 263-280.

Saffran, E. M., Berndt, R. S. & Schwartz, M. F. (1989) The quantitative analysis of agrammatic production: Procedure and data. *Brain and Language* 37, 440-479.

Sandson, J. & Albert, M. L. (1984) Varieties of perseveration. *Neuropsychologia* 22, 715-732.

Sapir, E. (1921) *Language. An introduction to the study of speech*. New York: Hartcourt.

Schlenk, K.-J., Huber, W. & Willmes, K. (1987) "Prepairs" and repairs: Different monitoring functions in aphasic language. *Brain and Language* 30, 226-244.

Schwartz, M. F. (1984) What the classical aphasia categories can't do for us, and why. *Brain and Language* 21, 3-8.

Schwartz, M. F., Saffran, E. M. & Marin, O. S. M. (1980) The word order problem in agrammatism. I. Comprehension. *Brain and Language* 10, 249-262.

Schwartz, M. F., Linebarger, M. C. & Saffran, E. M. (1985) The status of the syntactic deficit theory of agrammatism. In: Kean, M. L. (ed.) *Agrammatism*. Orlando: Academic Press.

Segui, J., Mehler, J., Frauenfelder, U. & Morton, J. (1982) The word frequency effect and lexical access. *Neuropsychologia* 20, 615-627.

Selkirk, E. (1982) *The syntax of words*. Cambridge (Mass.): MIT-Press.

Selkirk, E. (1984) *Phonology and syntax: The relation between sound and structure*. Cambridge (Mass.): MIT-Press.

Shankweiler, D., Crain, S., Gorrell, P. & Tuller, B. (1989) Reception of language in Broca's aphasia. *Language and Cognitive Processes* 4, 1-33.

Slobin, D. I. (1973) Cognitive prerequisites for the development of grammar. In: Ferguson, C. A. & Slobin, D. I. (eds.) *Studies of child language development*. New York: Holt, Rinehart & Winston.

Slobin, D. I. (1991) Aphasia in Turkish: Speech production in Broca's and Wernicke's patients. *Brain and Language* 41, 149-164.

Slobin, D. I. & Bever, T.G. (1982) Children use canonical sentence schemas: A crosslinguistic study of word order and inflections. *Cognition* 12, 229-265.

Stachowiak, F.-J., Huber, W., Kerschensteiner, M., Poeck, K. & Weniger, D. (1977) Die globale Aphasie. *Journal of Neurology* 214, 75-87.

Stark, J. A. & Dressler, W. U. (1990) Agrammatism in German: Two case studies. In: Menn, L. & Obler, L. K. (eds.) *Agrammatic aphasia: a cross-language narrative sourcebook.* Vol. 1. Amsterdam: Benjamins.

Stemberger, J. P. (1982) Syntactic errors in speech. *Journal of Psycholinguistic Research* 11, 313-345.

Stemberger, J. P. (1984) Structural errors in normal and agrammatic speech. *Cognitive Neuropsychology* 1, 281-313.

Stemberger, J. P. (1985) An interactice activation model of language production. In: Ellis, A. W. (ed.) *Progress in the psychology of language.* Vol. 1. Hillsdale: Erlbaum.

Stockert, T. R. von & Bader, L. (1976) Some relations of grammar and lexicon in aphasia. *Cortex* 12, 49-60.

Swinney, D. A., Zurif, E. B. & Cutler, A. (1980) Effects of sentential stress and word class upon comprehension in Broca's aphasia. *Brain and Language* 10, 132-144.

Tesak, J. & Dittmann, J. (1991) Telegraphic style in normals and aphasics. *Linguistics* 29, 1111-1137.

Thieroff, R. (1992) *Das finite Verb im Deutschen.* Tübingen: Narr.

Tyler, L. K. & Cobb, H. (1987) Processing bound grammatical morphemes in context: The case of an aphasic patient. *Language and Cognitive Processes* 2, 245-262.

Tyler, L. K., Behrens, S., Cobb, H. & Marslen-Wilson, W. (1990) Processing distinctions between stems and affixes: Evidence from a non-fluent aphasic patient. *Cognition* 36, 129-153.

Waagenaar, E., Snow, C. & Prins, R. (1975) Spontaneous speech of aphasic patients: A psycholinguistic analysis. *Brain and Language* 2, 281-303.

Wegener, H. (1985) *Der Dativ im heutigen Deutsch.* Tübingen: Narr.

Wernicke, C. (1874) *Der aphasische Symptomenkomplex.* Breslau: Cohn & Weigert. Reprint: Berlin: Springer, 1974.

Winer, B. J. (1962) *Statistical principles in experimental design.* New York: McGraw-Hill.

Williams, S. E. (1983) Factors influencing naming performance in aphasia: A review of the literature. *Journal of Communication Disorders* 16, 357-372.

Wulfeck, B. (1988) Grammaticality judgments and sentence comprehension in agrammatic aphasia. *Journal of Speech and Hearing Research* 31, 72-81.

Wunderlich, D. (1987) An investigation of lexical composition: The case of German be-verbs. *Linguistics* 25, 283-331.

Wurzel, W.-U. (1984) *Flexionsmorphologie und Natürlichkeit.* Berlin: Akademie Verlag.

Zurif, E.B., Caramazza, A. & Myerson, R. (1972) Grammatical judgments of agrammatic aphasics. *Neuropsychologia* 10, 405-417.

Zurif, E. B., Caramazza, A., Myerson, R. & Galvin, J. (1974) Semantic feature representations for normal and aphasic language. *Brain and Language* 1, 167-187.

Anhang A: Material des Substantivexperiments

Schwache Deklination:

Starke Deklination:

Schwache Deklination	Starke Deklination
Affe	Arzt
Bär	Braut
Elefant	Fisch
Hase	Hirsch
Hirte	Hund
Junge	Koch
Löwe	König
Matrose	Krokodil
Page	Maus
Pilot	Mönch
Polizist	Pferd
Postbote	Schaf
Rabe	Schwein
Soldat	Zwerg

Anhang B: Lückensätze des Verbexperiments

SEIN:

1. Präsens Singular:

Der Angestellte muß heute Überstunden machen, weil ein Kollege krank ist.

Der Sammler wirft den Pilz weg, weil er giftig ist.

Der Mann spricht fließend Englisch, weil er jedes Jahr drei Monate in London ist.

Der Mann kauft das Hemd nicht, weil es zu teuer ist.

Der Wirt schließt das Lokal immer, sobald kein Gast mehr da ist.

Der Gast ruft den Ober, weil seine Tasse nicht sauber ist.

2. Präsens Plural:

Der Lehrer schimpft mit den Schülern, weil sie so faul sind.

Die Frau will nicht alleine in den Keller gehen, weil dort Mäuse sind.

Der Mann fährt jetzt mit dem Fahrrad ins Büro, weil die Busse jeden Morgen so voll sind.

Die Möbelpacker können das Klavier nicht in die Wohnung bringen, weil die Türen zu schmal sind.

Jeden Tag beschweren sich einige Hotelgäste über die Betten, weil sie zu weich sind.

Der Kunde kauft gleich zehn Schnitzel, weil sie heute besonders billig sind.

3. Präteritum Singular:

Die Polizei erschoß den Bankräuber, als er auf der Flucht war.

Der Mann schlief im Kino ein, obwohl der Film sehr spannend war.

Letzte Woche passierte ein Unfall auf dem Bahnübergang, weil eine Schranke nicht zu war.

Die Frau schaute nach, ob der Postbote schon da war.

Der Angestellte schläft am Schreibtisch ein, weil er gestern abend noch spät im Theater war.

Das Fahrrad wurde dem Jungen gestohlen, als er gestern im Schwimmbad war.

4. Präteritum Plural:

Der Mann konnte nicht schlafen, weil die Nachbarn so laut waren.

Der Lehrer fragte die Schüler gestern, ob sie schon einmal im Zirkus waren.

Der See friert langsam zu, weil die letzten Tage sehr kalt waren.

Die Gäste gingen gestern abend früh ins Bett, weil sie von der Reise müde waren.

Bei unseren Nachbarn wurde eingebrochen, als sie im Urlaub waren.

Gestern morgen brach der Verkehr zusammen, weil alle Ampeln rot waren.

HABEN:

1. Präsens Singular:

Die Jungen wundern sich, daß der neue Mitschüler schon ein Auto hat.

Die Familie fährt erst im Oktober in Urlaub, weil die Tochter dann Herbstferien hat.

Die Mieter freuen sich, daß die neue Wohnung zwei Bäder hat.

Herr Meier will nicht zum Zahnarzt gehen, obwohl er schon seit Tagen Zahnschmerzen hat.

Dem Mädchen gefällt der junge Mann, weil er so schöne braune Augen hat.

Der Mann kann viel besser sehen, seitdem er eine Brille hat.

2. Präsens Plural:

Der Hausbesitzer will den neuen Mietern kündigen, weil sie fast jeden Tag Besuch haben.

Der Bahnhof ist überfüllt, weil heute alle Züge Verspätung haben.

Der Förster macht sich Sorgen, weil viele Bäume kaum noch Blätter haben.

Die Familie macht einen Ausflug, weil die Kinder heute schulfrei haben.

Der Offizier beschimpft die Rekruten, weil sie zu lange Haare haben.

Den Zwillingen paßt keine Hose, weil sie so lange Beine haben.

3. Präteritum Singular:

Der Mann konnte den Brief nicht abschicken, weil er keine Briefmarken hatte.

Frau Müller macht sich große Sorgen, weil ihr Sohn einen Unfall hatte.

Der Bräutigam kam zu spät zur Trauung, weil er eine Autopanne hatte.

Die Vorstellung fiel gestern abend aus, weil der Hauptdarsteller Kopfschmerzen hatte.

Gestern gab es in der Firma ein Fest, weil der Chef Geburtstag hatte.

Letztes Jahr brachte Frau Schulz ihren Mann immer zur Arbeit, weil er da noch keinen Führerschein hatte.

4. Präteritum Plural:

Der Mann bekam nasse Füße, weil seine Schuhe Löcher hatten.

Unsere Freunde mußten ihren Urlaub abbrechen, weil sie kein Geld mehr hatten.

Viele Tankstellen schlossen gestern früher, weil sie kein Benzin mehr hatten.

Die Geschwister brauchten gestern nicht zur Schule, weil sie die Masern hatten.

In der letzten Woche gab es in der Stadt kein Brot, weil die Bäcker kein Mehl mehr hatten.

Der Richter glaubte, daß die Angeklagten keine Schuld an dem Unfall hatten.

Aus dem Programm Linguistik

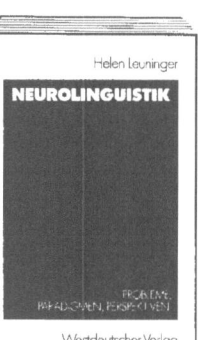

Helen Leuninger

Neurolinguistik

Probleme, Paradigmen, Perspektiven

1989. X, 207 S. Kart.
ISBN 3-531-11866-8

Der erste Teil des Buches handelt von eher traditionellen Beschreibungen von Sprachstörungen und den mit ihnen verbundenen erkenntnistheoretischen und empirischen Problemen. Der zweite Teil zeigt, daß einige dieser Probleme präzisiert und z.T. gelöst werden konnten aufgrund der paradigmatischen Ansätze, die heute in der Neurolinguistik erkenntnisleitend sind. Schließlich wird im dritten Teil unter Zugrundelegung heute gültiger sprachtheoretischer Auffassungen über das Sprachsystem und sprachliche Verarbeitungsprozesse und Entwicklungen eine perspektivische Synthese vorgestellt.

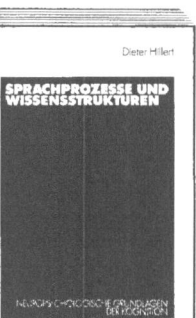

Dieter Hillert

Sprachprozesse und Wissensstrukturen

Neuropsychologische Grundlagen der Kognition

1990. 314 S. Kart.
ISBN 3-531-12217-7

Dieses Buch stellt aktuelle Fragen der Aphasieforschung vor und analysiert gestörte Sprachprozesse auf der Grundlage psycholinguistischer Modellvorstellungen. Mit dieser Konzeption lassen sich divergierende Befunde, die sowohl bei Broca- als auch bei Wernicke-Aphasikern hinsichtlich der On- und Off-line-Verarbeitung gefunden werden, vereinbaren: Während Off-line-Untersuchungen einen Vergleich zwischen interaktiven Prozessen des Experimentators und des Proban-

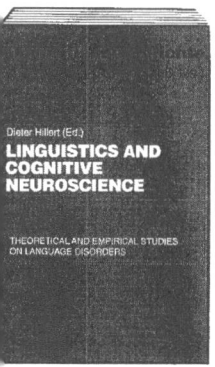

den überprüfen und daher aus methodischer Sicht einen solipsistischen Ansatz implizieren, ermöglichen zeitgebundene On-line-Untersuchungen einen Einblick in die Funktionsweise modular organisierter und dem Bewußtsein nicht direkt zugänglicher Systeme. Das Sprachsystem nimmt eine Zwitterstellung ein, indem es sowohl über modulare als auch nicht-modulare Eigenschaften verfügt.

Dieter Hillert (Ed.)

Linguistics and Cognitive Neuroscience

Theoretical and Empirical Studies on Language Disorders

1994. 271 S. (linguistische Berichte, Sonderheft 6/94) Kart.
ISBN 3-531-12600-8

Das Sonderheft „Linguistics and Cognitive Neuroscience" enthält insgesamt vierzehn, in englischer Sprache verfaßte Beiträge. Die Autoren untersuchen, wie sprachliche Einheiten im menschlichen Gehirn unter normalen und neurologisch gestörten Bedingungen verarbeitet werden. Die Untersuchungsmethoden sind linguistischer und psychologischer Natur, und die Ergebnisse werden stets unter Berücksichtigung von Theorien, Hypothesen, experimentellen Ergebnissen und Beobachtungen interpretiert.

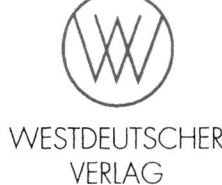

WESTDEUTSCHER VERLAG
OPLADEN · WIESBADEN

Psycholinguistische Studien

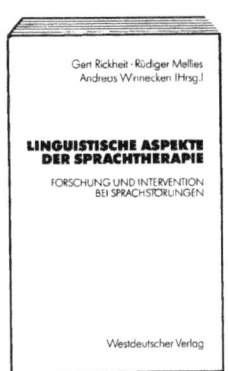

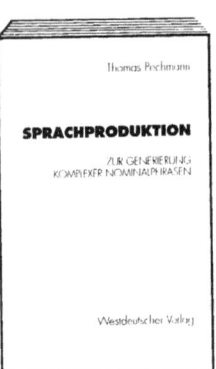

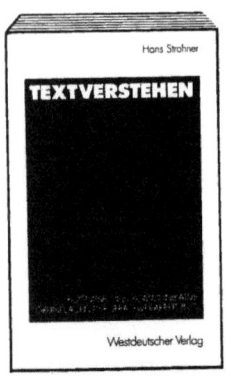

Gert Rickheit/Rüdiger Mellies/
Andreas Winnecken (Hrsg.)

Linguistische Aspekte der Sprachtherapie

Forschung und Intervention bei Sprachstörungen

1992. VI, 309 S. (Psycholinguistische Studien; hrsg. von Gert Rickheit und Dieter Metzing) Kart.
ISBN 3-531-12345-9

Probleme der Klinischen Linguistik werden in letzter Zeit immer häufiger in den Medien diskutiert, da offenbar das Interesse an Methoden der Aphasiediagnose und -therapie gestiegen ist. Die therapeutische Behandlung von Aphasikern stand auch im Mittelpunkt einer Fachtagung, die vom Bundesverband „Klinische Linguistik" initiiert und von der Universität Bielefeld durchgeführt worden ist. Die auf dieser Tagung gehaltenen Vorträge sind in überarbeiteter und erweiterter Form in diesen Band aufgenommen worden. Sie geben einen guten Überblick über den derzeitigen Stand der Aphasieforschung, wobei Fragen der Therapie im Vordergrund stehen, aber auch Probleme der Aphasiediagnose behandelt werden.

Thomas Pechmann

Sprachproduktion

Zur Generierung komplexer Nominalphrasen

1994. 242 S. (Psycholinguistische Studien; hrsg. von Gert Rickheit und Dieter Metzing) Kart.
ISBN 3-531-12526-5

Die Produktion gesprochener Sprache ist ein äußerst komplexer Vorgang, an dem viele verschiedene Prozesse beteiligt sind. Im ersten Teil des Bandes werden erstmalig die zentralen Modelle systematisch und ausführlich dargestellt, die dazu in den letzten Jahren entwickelt wurden. Im zweiten Teil des Buches berichtet der Autor über eigene Experimente in Zusammenhang mit der Frage, in welchen Einheiten der Sprachproduktionsprozeß geplant und realisiert wird.

Hans Strohner

Textverstehen

Kognitive und kommunikative Grundlagen der Sprachverarbeitung

1990. 368 S. (Psycholinguistische Studien; hrsg. von Gert Rickheit und Dieter Metzing) Kart.
ISBN 3-531-12181-2

Textverstehen ist ein grundlegender Teil der menschlichen Sprachverarbeitung und beinhaltet einen kognitiven und einen kommunikativen Aspekt. Sowohl in kognitiver als auch in kommunikativer Hinsicht geht es beim Textverstehen vor allem um die Herstellung von Sinn. Zum einen ist dies semantischer Sinn, der Ordnung im Weltwissen schafft, zum anderen pragmatischer Sinn, der die Beziehungen zwischen den Kommunikationspartnern regelt und so die Grundlage für die soziale Verständigung bildet.

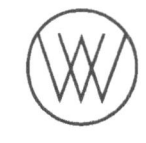

WESTDEUTSCHER VERLAG
OPLADEN · WIESBADEN

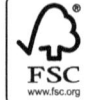

MIX
Papier aus verantwortungsvollen Quellen
Paper from responsible sources
FSC® C105338

If you have any concerns about our products,
you can contact us on
ProductSafety@springernature.com

In case Publisher is established outside the EU,
the EU authorized representative is:
**Springer Nature Customer Service Center GmbH
Europaplatz 3, 69115 Heidelberg, Germany**

Printed by Libri Plureos GmbH
in Hamburg, Germany